덴플릭스

▶ Vol. **1**

iGBR™

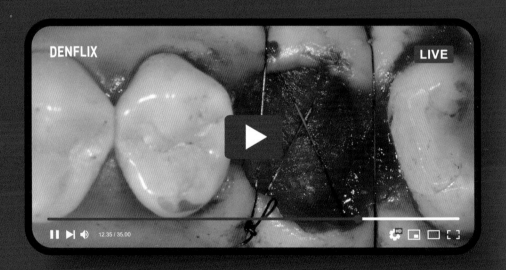

수달 박정철

KOONJA

덴플릭스
Vol. 1 iGBR™(immediate GBR)

첫째판 1쇄 인쇄   2024년 06월 03일
첫째판 1쇄 발행   2024년 06월 10일

지 은 이 박정철
발 행 인 장주연
출 판 기 획 한수인
책 임 편 집 김민수
편집디자인 신지원
표지디자인 신지원
일 러 스 트 김경열, 유학영
제   작 황인우
발 행 처 군자출판사
         등록 제 4-139호(1991. 6. 24)
         본사 (10881) 경기도 파주시 회동길 338(서패동 474-1)
         Tel. (031) 943-1888   Fax. (031) 955-9545
         홈페이지 | www.koonja.co.kr

ISBN 979-11-7068-322-3
      979-11-7068-321-6 (세트)

정가 70,000원

iGBR™
(immediate GBR)

제가 alveolar ridge preservation (ARP)라는 개념을 시작한 것은 2014년 가을이었습니다. 당시 Araujo, Lindhe 두 교수님께서 발치와의 치유를 분석한 논문을 시리즈로 발표하였는데 그 덕분에 ARP 관련 연구들이 쏟아지면서 이 술식에 대한 관심이 많아졌습니다. 당시 저도 스위스 Geistlich 사로부터 펀딩을 받아서 임상 연구를 시작했습니다. 그러나 사실 당시 제 마음은 '아니 GBR 잘하면 되지 굳이 ARP를 할 이유가 있나'라는 마음이었습니다. 지금 책을 보고 계시는 독자분들의 마음과도 비슷할 수 있습니다. 게다가 당시 저는 오랜 시간 많은 학회와 연수회에서 GBR에 대한 강의를 해왔었기에 더더욱 'ARP는 GBR을 못 하는 술자'를 위한 것이라는 오만도 있었던 것 같습니다.

2015년부터 본격적으로 시작된 임상연구는 무려 3년의 시간을 거쳐 ARP 후 임플란트 식립, 그리고 로딩 후 1년까지 관찰한 나름 긴 호흡으로 작성이 되었고 Journal of Clinical Periodontology (JCP) 지에 성공적인 결과를 보고하였습니다. 이때 36명의 환자를 밀접하게 추적 관찰하며 생긴 많은 임상 경험을 통해 국내, 해외 연수회와 강의를 하며 ARP에 대한 지식을 전파하였습니다. 그러나 당시 솔직한 마음으로는 여전히 ARP에 대한 풀리지 않는 부분이 하나 있었는데 바로 '시간'의 문제였습니다.

초창기 ARP는 발치 후 Geistlich 사의 Bio-Oss Collagen을 강력한 압축력으로 충전하고 상부에 Bio-Gide를 피개한 뒤 제가 고안한 Hidden X 수처를 마무리하는 술식으로 구성되어 있었습니다. 그리고 4개월을 기다려야 했습니다. 그럼에도 불구하고 임플란트 식립 당시의 손맛은 모래알에 드릴링을 하는 느낌이 있었고 조직학적으로도 신생골의 재생은 10% 정도에 불과했습니다. 물론 6개월을 기다리면 정말 좋은 뼈가 30% 이상 생기며 누가 보더라도 임플란트 심기에 적합한 골이 됩니다. 그러나 4개월도 기다리기 힘든데 6개월을 기다려야 한다면 그것은 임상적으로 실패에 가까운 컨셉이라 볼 수 있습니다. 그러니 강의는 하되 저 역시도 조금은 미심쩍은 부분이 많았던 것이 사실입니다.

그 사이 개원가에서 열심히 진료를 하고 있던 저의 동기 정재욱 원장은 동기 모임 중에 제가 전파한 ARP 컨셉에 매우 매료되었고 그 역시도 ARP를 시작하였습니다. 다만 개원가의 특성상 제가 대학에서 사용하고 있던 재료의 조합을 그대로 사용하는 것은 불가능에 가까웠습니다. 그는 대안을 찾기 시작했고 그 결과 푸르고 사의 Lego Graft라는 콜라겐이 함유된 이종골을 찾아내었습니다. 아마도 전국에서 Lego Graft를 가장 많이 사용한 임상가라는 호칭을 스스로 붙일 정도로 정원장은 ARP를 열심히 시행하였고 그 결과 임플란트를 정말 손쉽게 좋은 뼈에 심을 수 있게 되어 큰 만족을 얻게 되었습니다.

이렇게 평행 우주처럼 서로 다른 방향으로 ARP를 진행하고 있던 저희가 교차하여 인커전 (incursion, 멀티버스가 서로 충돌하는 현상을 마블 유니버스에서 일컫는 말)이 발생한 것은 2022년 제가 대학을 그만두고 개원가로 나오게 되면서부터입니다. 제가 열심히 전국적으로 강의를 다니며 전파한 ARP 컨셉을 저보다도 더 잘 사용하고 있는 정 원장이 참으로 놀라워 보였고 또 놀랍게도 Lego Graft라는 재료를 이용해서 좋은 결과를 얻고 있어서 또 한 번 놀랐습니다.

대학에 있을 때는 재료의 단가에 대해서는 아무런 고민도 없던 제가 이제 가격에 민감한 개원가로 나오게 되니 제가 즐겨 사용하던 거의 유일무이한 골재료 Bio-Oss와 Bio-Gide가 상당한 부담감으로 느껴지게 되었습니다. 그리하여 저 역시도 Lego Graft를 많이 사용하게 되었고 그 와중에 정원장과 함께 시작하게 된 '알파베러'라는 비즈니스를 통해 Bio-Gide와 가장 흡사한 느낌을 낼 수 있는 흡수성 콜라겐 차폐막(Alphabetter Membrane)과 Geistlich 사의 뮤코 그라프트 (Mucograft)와 비슷한 3D 콜라겐 매트릭스(Better Graft)를 자체 OEM하여 판매 및 사용하게 되다 보니 재료비에 대한 부담이 많이 줄어서 더욱 공격적으로 ARP 케이스를 선정하게 되었습니다. 이렇게 이 재료 조합을 통해 ARP를 시행하고 있던 차에 덴티움 사의 대표이신 정성민 원장님을 통해 연어주사(PDRN, polydeoxyribonucleotide)를 만나게 되었습니다.

결과는 놀라웠습니다. 앞서 언급한 4개월의 치유 기간을 3개월로 단축할 수 있게 되었고 조직 소견에서도 신생골의 양이 4개월 차의 조직보다 오히려 더 많이 관찰된 것입니다. 무엇보다 가격적인 부담감이 적다 보니 그 이후 거의 모든 골이식재 사용 시에 루틴하게 적용하며 더욱 자신을 얻게 되었습니다. 그리고 이 시점에서 놀라운 사실을 발견하게 됩니다. 워낙 골재생이 탁월하다 보니 인접 치아의 손상된 치주조직의 재건까지 가능하게 되었다는 점입니다. 이제 ARP 2.0의 시대가 왔다고 직감했습니다.

분명 술식의 근간은 ARP, 치조제보존술이지만 사실 '보존(preservation)'보다는 '증강 (augmentation)'에 가까운 술식이고 사용하는 재료도 달라졌고 치유 시간, 식립 프로토콜 그 모든 것이 달라졌기에 더 이상 ARP를 ARP라 부를 수 없게 되었습니다. 그 유명한 테세우스의 배비유와 비슷한 상황이 된 것이죠. 이제 이 배는 더 이상 테세우스의 배가 아닙니다. 그래서 저는 이 새로운 술식에 어울리는 새로운 이름이 필요하다고 생각하게 되었습니다. 그리하여 'iGBR'이 탄생하게 되었습니다.

핸드폰 앞에 i를 붙이고, 태블릿 앞에 i를 붙이기만 해도 일단 혁신, 럭셔리, 최첨단이라는 느낌이 든다는 것을 알기에 저는 한번 기존의 GBR 앞에 i를 붙여보았습니다. 당연히 '보존'의 개념이 아닌 '증강'의 개념이었기에 iARP가 아닌 iGBR이 되었죠. 여기서 i는 immediate, 즉시라는 뜻입니다. 발치 즉시 골이식술, 저는 이것을 급속 골이식이라고도 표현합니다. 기존 ARP 대비 골재생이 빨라졌고 수직 골재생을 이렇게 빨리 확보하는 것은 흔한 일이 아니기 때문입니다.

이름을 바꾼 것만으로도 환자의 동의율도 높아졌습니다. 이전에는 '환자분 오늘 발치하고 치조제 보존술을 해드리겠습니다'라고 하면 '치조제요? 그게 뭐예요? 그리고 보존을 왜 해요?'라며 도무지 이해를 못 하는 상황이 펼쳐졌었습니다. 그리고 사실 절대다수의 임상가들이 그날 바로 발치 즉시 식립을 하거나 아니면 그냥 한두 달 기다렸다가 GBR 같이 하면서 식립하면 되지 왜 ARP를 하는지 납득을 못 했습니다.

그러나 이제 '환자분 오늘 발치하고 발치 즉시 골이식술, iGBR을 해드리겠습니다.'라고 말한다면 '어, 골이식이요? 저 그거 보험으로 혜택 받을 수 있어요!' 또는 '어, 그게 가능해요? 다른 병원에서는 3개월 기다렸다가 다시 오라고 하던데요?'라고 하며 오히려 반갑게 응답을 하는 경우들이 많아졌습니다. 직관적인 이해가 가능해지면서 환자의 동의율이 높아지니 당연히 그 이후 과정이 한결 수월해질 수 있습니다. 이외에도 iGBR의 장점은 많습니다.

1. **수술이 간단하여 체어 타임이 짧습니다.** iGBR의 평균 수술 시간은 7분입니다. 발치만 잘 된다면 더 짧게도 가능합니다. 치과 공포증 환자, 턱관절 불편한 환자, 구역 반사 심한 환자 모두가 이제 좋은 대상이 될 수 있습니다.

2. **신환 환자에게 당일 치료가 가능해집니다.** 오전에 상담을 받은 후 오후나 저녁에 다시 오더라도 거의 대부분은 당일 iGBR이 가능합니다. 게다가 너무 아파서 치아를 빨리 빼고 싶어 하는 환자에게 좋은 대처가 되며, 고름이 많이 잡히고 뼈가 많이 녹으면 녹을수록 발치는 쉬워지니 수술은 더욱 간단해 당일 수술에 대한 스트레스가 전혀 없습니다.

3. 골이식을 하지만 저는 오픈 힐링(open healing) 방식으로 하기에 **각화치은이 정말 두꺼워집니다.** peri-implantitis를 막아주는 두꺼운 뼈, 두꺼운 잇몸을 이보다 더 잘 만들 수 있는 방법은 존재하지 않을 것입니다.

4. **임플란트를 손쉽게 아주 좋은 위치에 정확하게 심을 수 있습니다.** 발치 즉시 임플란트를 하다 보면 고정을 얻기 위해 깊이 심는 경우가 많아집니다. Buccal bone이 파괴된 경우에는 임플란트가 노출되지 않도록 심다 보면 역시 깊이 심어지는 경우가 많아집니다. 발치 후 septal bone 때문에 드릴이 계속 밀려서 결국 임플란트가 근원심 방향으로 치우쳐 심기는 경우도 많습니다. 이래저래 좋은 위치에 심기지 못한 임플란트들은 여러 가지 문제들을 야기합니다. 하지만 수직/수평적으로 좋은 골에 심긴 임플란트는 관리하기가 매우 용이합니다.

임플란트는 치료의 끝이 아니라 시작입니다. 임플란트의 형태적 특성상 음식물이 많이 저류되며 조직학적 특성상 염증에 취약합니다. 이래저래 신경 많이 써야 하고 손이 많이 가는 치료입니다. 따라서 1-2년 정도는 무난하게 잘 사용하더라도 그 이후 peri-implant mucositis가 시작되거나 peri-implantitis가 자리 잡고 나면 그때부터는 관리가 골치 아파집니다. 하지만 iGBR로 마무리된 두꺼운 뼈와 두꺼운 각화치은에 둘러싸인 임플란트들은 그렇지 않습니다. 그래서 저는 오늘도 환자에게 iGBR을 열심히 권유하고 있습니다.

iGBR의 아버지, 창시자라는 누군가 붙여 준 별명이 쑥스럽기는 합니다만 저의 지난 10년간의 연구와 철학의 발전 과정을 되돌아본다면 그 누구보다도 더욱 깊이 고민하고 많은 생각을 한 것이 사실입니다. 이 책을 통해서 그 결과물을 아낌없이 나누고자 합니다. 부디 임상에서 좋은 결과를 통해 환자에게 이 좋은 선물을 선사하실 수 있게 되기를 응원합니다. 이 책이 나올 수 있도록 원고 작업을 도와준 믿음직한 제자 박재균 선생, 작업 진행 장비를 준비해 준 퓨처레디 연구소 임원들, 저의 임상 여정을 도와주는 연세굿데이치과 크루들, 마지막으로 쉬는 날에 오히려 더 열심히 글을 쓰고 있는 저를 응원해 주는 사랑하는 아내와 아이들에게 감사를 드립니다.

박정철

학력

2006 연세대학교 치과대학 졸업

2008 연세대학교 대학원 치의학석사

2012 연세대학교 대학원 치의학박사

경력

2006-2007 연세대학교 치과대학병원 인턴 수련

2007-2010 연세대학교 치과병원 레지던트 수련(치주과 전공)

2010 치주과 전문의(81호) 자격취득

2010-2011 연세대학교 치과대학병원 연구강사

2011-2014 연세대학교 치과대학병원 임상연구조교수

2012-2013 영국 UCL 대학 Eastman Dental Institute 연수(ITI Scholar)

2013 영국 UCL 대학 Honorary Lecturer (명예교수)

2013 임플란트 계의 노벨상 Andre Schroeder Research Prize 동양인 최초 수상

2015-2017 단국대학교 치과병원 스케일링센터장

2015-현재 ITI Fellow & ITI Study club Co-Director

2015-현재 대한치주과학회 Journal of Periodontal and Implant Science 부편집장

2016-현재 대한구강악안면임플란트학회 우수제도 위원회 위원

2016-2023 Google Educator Group South Korea 대표

2017 국내 최초 Google Innovator

2020 미 Google 본사 교육팀 선정 Trainer of the month 선정

2014-2021 단국대학교 치과대학 부교수 및 치주과 과장

2021 미 하버드 대학 Derek Bok Center for Teaching and Learning, Higher Education Teaching 과정 수료

2021 SUNY Buffalo 치과대학 방문교수

2021-현재 가톨릭대학교 의과대학 외래교수

2021-현재 단국대학교 치과대학 외래교수

현재 연세굿데이치과 양재점 대표원장

현재 알파베러 공동대표

박
정
철

AUTHOR

학술단체

대한치주과학회 정회원

대한보철과학회 평생회원

International Team for Implantology (ITI) 정회원 및 Fellow

The Korean Academy of Oral and Maxillofacial Implantology (KAOMI) 평생회원

Google Educator Group South Korea 회장 역임

저술

내 인벤토리에 구글을 담다(2019 과학창의재단 우수도서 선정)

교실의 미래를 구글하다 구글 클래스룸

교실의 미래 구글 클래스룸(2020 YES24 컴퓨터부문 베스트셀러 5위)

구글 클래스룸 실무 레시피(2020 YES24 컴퓨터부문 베스트셀러 1위)

구글 마스터의 길

디지털 전환 교육담

치과위생사를 위한 쉬운 치주학

치주비타민(2019 Dentphoto 추천도서 선정)

임플란트 레시피

임플란트 일루전

(https://itunes.apple.com/jp/book/implant-illusion/id789601009?l=en&mt=11)

치주 임상 증례집(1-7권)

Back to the suture I, II

Minimally invasive sinus surgery

절개의 정석 외 다수 저술

소셜 미디어

유튜브 퓨처레디연구소 https://www.youtube.com/futurereadylab

유튜브 수영장 https://bit.ly/surgerymania

페이스북 yonseimagic

인스타그램 dr.jc_park_professor_x

인스타그램 back_to_the_suture

CONTENTS

재료 소개

이 책에 등장하게 될 재료를 간단하게 소개합니다.
나중에 아주 자세하게 다룰 예정이니 간단하게만 살펴보겠습니다.

레고 그라프트 Lego Graft

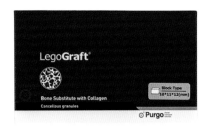 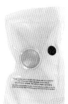

돼지 유래 골이식재에 10%의 돼지 콜라겐이 섞여 있는 콜라겐 함유 골이식재. 젖음성이 뛰어나고 입자가 작고 조작성이 뛰어나 iGBR 시 손쉽게 사용이 가능하다. alphabetter.kr에서 구매 시 특별 할인가로 구매가 가능하다.

바이오 오스 콜라겐 Bio-Oss Collagen

탈단백우골의 골드 스탠다드인 Bio-Oss 입자에 10%의 돼지 콜라겐을 섞어서 만든 콜라겐 함유 골이식재. Lego Graft보다 좀 더 강하고 부피 유지에 탁월하다.

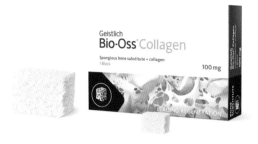

바이오 비 Bio-B

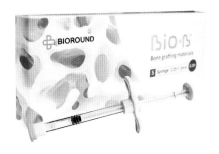

탈단백우골로서 가성비가 탁월하고 일반적인 우골보다 방사선상에서 방사선 불투과성이 빨리 증가하는 특징이 있다. 대개 입자형 이식재보다 시린지 타입이 가격이 조금 비싸지만 Bio-B는 가격이 동일하여 필자는 Bio-B 시린지 타입을 100% 사용하고 있다. 적용 시간을 단축할 수 있기 때문이다.

베러 그라프트 Better Graft

돼지 콜라겐 유래 3D 콜라겐 매트릭스로 일반적인 멤브레인보다는 두꺼운 성질을 가져 오픈 힐링에 적합한 연조직 증강재이다. 덴티움 사의 Collagen Graft라는 제품은 3 mm 정도의 두께라 조작이 조금 어려워 2.5 mm 정도로 덴티움 사에 의뢰하여 약간 두께를 줄인 것이 Better Graft이다. 역시 alphabetter.kr에서 구매 시 특별 할인가로 구매가 가능하다.

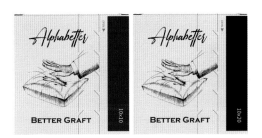

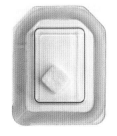
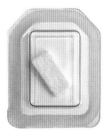

뮤코 그라프트 Mucograft

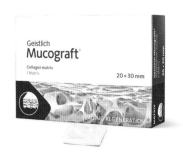

3D 콜라겐 매트릭스의 골드 스탠다드로서 Geistlich 사의 콜라겐 노하우로 제조되었다. 오픈 힐링에도 탁월한 기계적 저항성을 가지고 혈관화도 이상적으로 허용하여 연조직으로 빨리 재생되는 장점이 있다.

바이오 알 멤브레인 Bio-R Membrane

돼지 복막 유래 멤브레인으로 진공 상태에서 물리적으로 cross linking을 시킨 뒤 특수처리를 통해 마무리한 제품으로 일반적인 GBR은 물론 오픈 힐링 시에도 좋은 결과를 보인다.

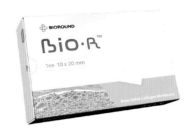

알파베러 멤브레인 Alphabetter Membrane

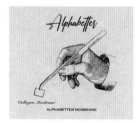 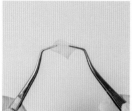

돼지 복막 유래 멤브레인으로 진공 상태에서 물리적으로 cross linking을 시켰다. 오픈 힐링에 가장 좋은 혈관화를 보이는 특징을 가지며 기계적으로 좀 더 강도가 있는 편이라 Better Graft 대비 이식재를 좀 더 잘 잡아준다. 다만 연조직의 두께 증강에는 시간이 더 걸린다.

바이오가이드 Bio-Gide

돼지 심막 유래 이중층 천연 콜라겐 멤브레인으로 cross linking이 되어 있지 않아 오픈 힐링 시 아주 자연스러운 치유와 혈관화가 가능하다.

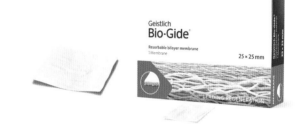

PDRN Polydeoxyribonucleotide

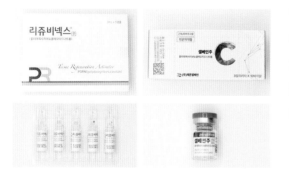

연어주사로 일반인들에게 알려진 연어/송어 정소/정액 유래 DNA가 함유된 제재로서 연조직의 재생에 탁월한 효과를 보이지만 최근에는 골재생 촉진, 염증저하 등 다양한 영역에서도 효과가 있는 것이 밝혀져 치과에서 많이 사용되고 있다.

LPG 세트

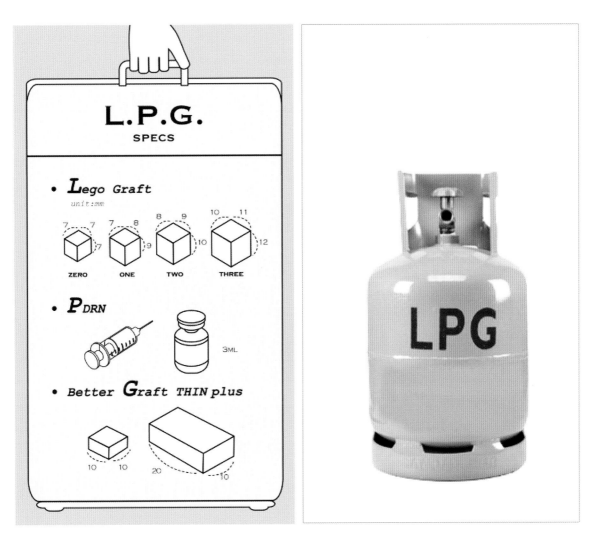

필자가 iGBR 사용 시 권장하는 **LPG** 세트. 젊은 선생님들은 LPG 가스통을 뒤에 싣고 거리를 질주하던 그 시절의 배달원들의 모습을 잘 모를 것이다. 심지어는 한두 개가 아니라 4-5개씩 싣고 폭주하는 사람도 있었는데, 저러다 사고 나서 터지면 어떡하나 싶어 보는 이로 하여금 두려움에 몸서리치게 만드는 풍경이었다. 바로 그러한 폭발적인 느낌이 치유에서 발생한다면? LPG를 이용하면 가능할 것으로 생각하여 'LPG 세트'라고 이름 지어 보았다.

필수 시청 영상

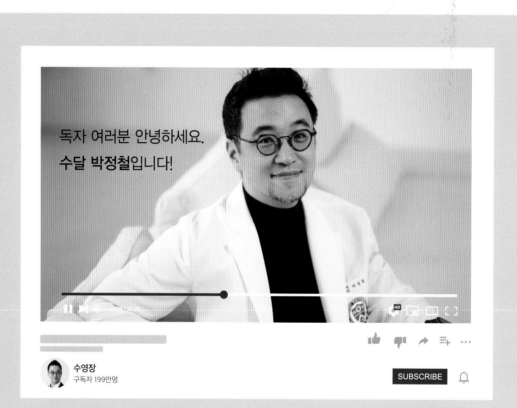

책을 시작하기 전에 우선 영상을 몇 편 봐주셨으면 합니다. 저는 **수술 영상 장난 아니게 많은 곳**, 즉 수영장(https://bit.ly/surgerymania)이라는 플랫폼을 다양한 수술 영상을 올리는 곳으로 사용하고 있는데요. iGBR을 시행했던 영상들이 잘 정리되어 있습니다. 이 책을 읽으시는 중에 이해가 되지 않는 부분이 있다거나 실제 임상의 모습을 보고 싶으시다면 아래 영상을 반복하여 시청하시면 많은 도움이 되겠습니다.

요즘 같이 바쁜 세상에 책을 언제 다 읽고 환자를 보란 말이야!라고 하실 것 같아서 먼저 '이렇게 진료하시면 돼요!'라는 느낌으로 일단 iGBR 영상 8개를 엄선해 보았습니다. 링크를 통해 영상을 먼저 봐주세요. 시간이 없으신 분들은 아래 캡처 화면과 관련 글을 봐주세요. 그러고 나서 책을 차분히 읽어 보시면 더욱 이해가 빨라질 듯합니다.

[수술 영상 1]
이것이 찐 iGBR! 모든 노하우 대방출

* 관람 포인트

이 영상이야말로 iGBR의 술식의 정수를 담고 있다. 이대로만 따라 해 보자! 10년에 걸쳐 정교화된 술식이니 믿고 따라 하면 될 듯하다.

1. iGBR에 사용되는 최적의 재료 조합을 잘 살펴보자
2. 발치와 내부의 골보다 살짝 높게 골을 충전하는 노하우를 주목하자
3. Better Graft를 이쁘게 트리밍하여 쏙! 넣는 노하우를 주목하자
4. Hidden X 수처 만으로 재료 탈락을 어떻게 막을까? 이 영상처럼만 하면 된다!

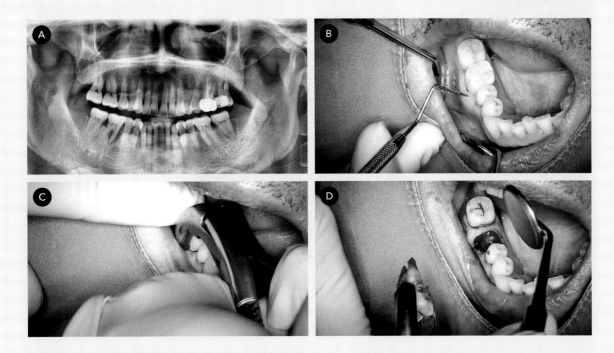

🅐 #46 치아 발치 후 임플란트 식립 예정이다. 70세 여환으로 수술에 대한 공포증이 심하셔서 간단하게 iGBR을 거쳐 임플란트를 심기로 하셨다.

🅑 치주 탐침을 통해 하방의 상황을 미리 상상해 본다. 이를 통해 외상을 최소화하는 발치 계획을 세울 수 있다.

🅒 발치 포셉을 이용해 일단 발치를 시도한다. 본 영상에서는 그렇지 않았지만 시도해 보아도 잘 나오지 않는 경우 그냥 치아 삭제를 통해 발치하는 것도 신속하고 좋다.

🅓 발치는 잘 되었지만 하악 제1대구치에 치근이 3개인 경우였다.

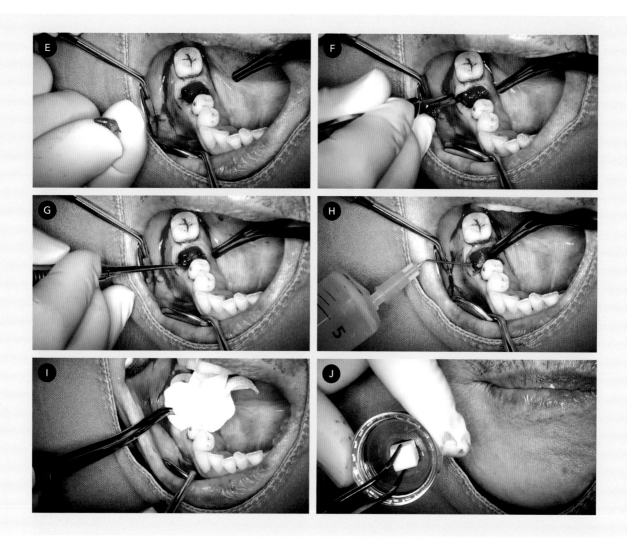

ⓔ 럭세이션을 충분히 해두었기 때문에 남아 있는 치근 발치가 오래 걸리지는 않았다. iGBR의 간단한 술식의 장점을 살리기 위해서는 발치 역시 최대한 간단하고 신속한 것이 좋겠다.

ⓕ 염증 조직의 깔끔한 제거가 필수적이다. 대개 염증은 인접 상피 조직이 말려들어가는 식으로 발치와 상부에 많이 존재한다. 15번 블레이드를 이용해서 발치와 상부를 한번 돌아가면서 절개를 해준다.

ⓖ 염증 조직이 절개가 되어있기 때문에 P24G 등을 이용해서 발치와 바닥부터 긁어 올리면 아주 손쉽게 염증 조직을 한 덩어리로 제거할 수 있다. 심한 치아 우식으로 잔존치근처럼 된 치아를 발치하는 경우에는 가끔 치아 조각이 연조직에 박혀있다가 나중에 발견되는 경우가 있어서 수술 중에 환자에게 '치아 썩은 조각이 잇몸에 박혀있다가 나중에 발견되는 경우가 있다. 오늘 최대한 제거는 하겠지만 혹시라도 나중에 발견되면 간단하게 제거해 드릴 것이다.'라고 미리 설명해주는 것이 좋겠다.

ⓗ 발치와 내부에 작은 치아 조각, 치석 잔사 등이 남아 있을 수 있기 때문에 이리게이션을 철저히 시행한다.

ⓘ 이식재를 신속하게 적용하기 위해서는 지혈이 필수이다. 거즈를 이용해서 발치와 내로 패킹하고 잠시 입을 다물고 쉬시라고 하면서 지혈을 돕는다. 그 사이 이식재를 준비한다.

ⓙ 필자가 사용하는 LPG 조합의 Lego Graft를 PDRN에 soaking 한 모습이다. 핀셋으로도 손쉽게 트리밍이 가능하다.

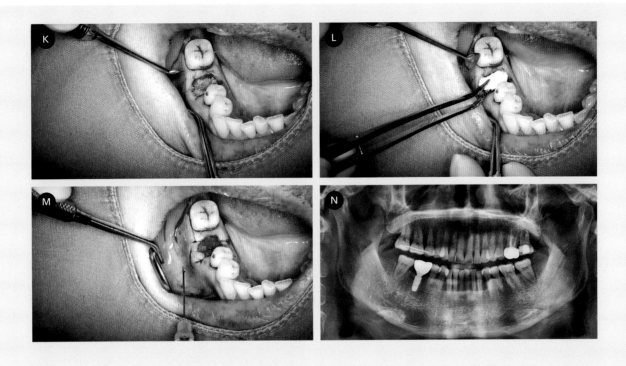

Ⓚ Lego Graft를 발치와 내부에 강한 힘으로 다져 넣는다. 이 압축력에 관해서는 필자가 임상 연구를 통해서 신생골 재생 촉진의 가능성에 대해 밝힌 바 있다. 요령이 생기면 필자처럼 기존 골보다 더 높은 레벨까지 packing이 가능해진다. 따라서 이것은 **치조제 보존술**이 아니라 **치조제 증강술**이 되는 것이다.

Ⓛ LPG 조합 중 마지막인 Better Graft를 피개하고 있다. 발치와 보다 살짝 작은 형태로 트리밍하여 적용하면 편리하게 이식이 된다.

Ⓜ 필자가 고안한 Hidden X 수처로 마무리한 소견. 깔끔하게 치료가 되었다. 봉합법에 대해서도 이후 자세히 설명하겠다.

Ⓝ 최종 파노라마

[수술 영상 2]
참 쉬운 iGBR (본트리 + 인터오스 + PDRN)

* 관람 포인트

1. 콜라겐 포함 골이식재가 아직 없어서 입자뼈로 iGBR을 해야 한다면 주목!

2. 치근 파절로 발치가 어려운 경우 어떤 포셉을 써야 할까?

3. 출혈이 계속되는 경우 이식재가 빠져나올 수 있다. 어떻게 적용해야 할까?

4. Better Graft를 통해 이식재 탈락도 막고 출혈도 조절하는 노하우

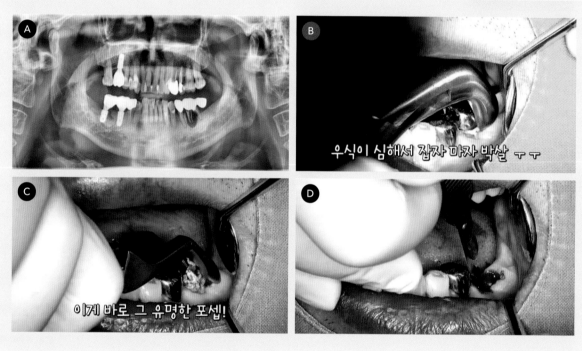

Ⓐ 36번 대구치의 치근 파절로 심한 치조골 흡수가 관찰된다.

Ⓑ 대구치 포셉으로 크라운을 잡고 럭세이션을 주자 바로 파절이 발생하였다. iGBR에서는 발치를 최대한 손쉽게 하는 것이 매우 중요하다.

Ⓒ 어트라우마이어라고 하는 특수한 발치 포셉을 이용해서 남아 있는 치근을 조심해서 제거하고 있다.

Ⓓ 15번 블레이드를 이용해서 발치와 내의 염증 조직을 절개하고 있다.

Ⓔ 발치와 내 충전은 LPG를 우선으로 하되 다른 조합도 충분히 가능하다. 이번 케이스에서는 OCP (octacalcium phosphate)라는 새로운 개념의 합성골인 본트리를 사용했다. OCP는 골의 구성 성분인 HA 전단계의 물질로 자신은 흡수가 되면서 신생골의 재생을 촉진하는 능력이 뛰어나 마치 동종골과 같은 느낌으로 사용이 가능하다.

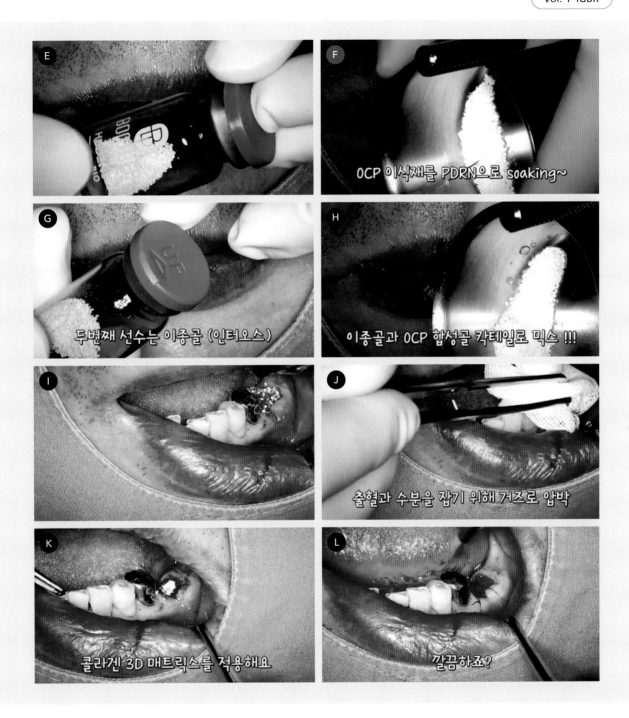

ⓕ 역시 이식재의 적용 시 PDRN에 soaking 해서 사용하고 있다.

ⓖ OCP는 본 부스터(bone booster)로서 신생골 재생을 촉진하는 역할을 하지만 공간 유지에는 아무래도 이종골이 탁월하기에 탈단백우골 인터오스를 추가로 적용하고 있다.

ⓗ 역시 PDRN에 같이 soaking하여 준비한다.

ⓘ 발치와 내에 이식재를 충전하고 있다. 지혈이 충분히 되지 않은 경우 입자골들은 둥둥 뜨면서 빠져나오는 경우가 있으니 충분한 지혈, 빠른 적용이 필요하다.

ⓙ 거즈를 이용해서 피와 수분을 빨아내면 좋다.

ⓚ LPG의 구성 요소인 Better Graft (3D 콜라겐 매트릭스)를 적용한다.

ⓛ Hidden X 수처로 마무리한다. 깔끔하게 수술이 마무리되었다.

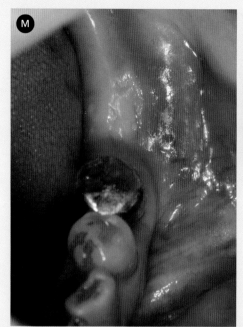

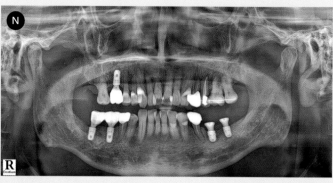

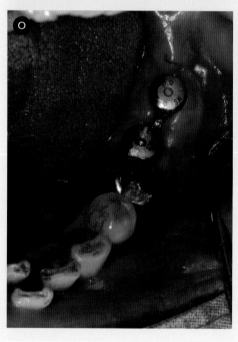

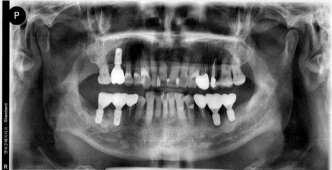

Ⓜ iGBR 치유 후 임상 소견

Ⓝ #36, 37 임플란트 식립 후 파노라마

Ⓞ 임플란트 수술 10일 뒤 치유 소견

Ⓟ 최종 보철 파노라마

[수술 영상 3]
iGBR – 발치만 잘 되면 나머지는 바람처럼 가능해요.

* 관람 포인트

1. 엔도가 된 치아들은 발치가 어렵다. 어떻게 발치해야 할까?

2. 콜라겐 함유 골이식재의 사용 노하우

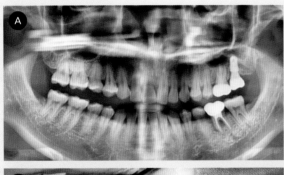

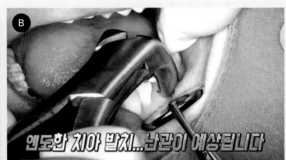

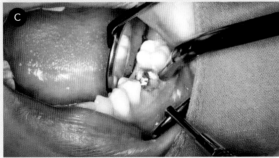

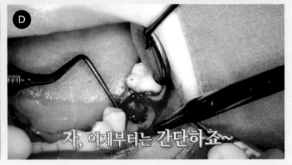

Ⓐ #36 치아의 발치 후 임플란트 예정이다. 발치 후 즉시 임플란트를 식립할 수도 있지만 임플란트가 깊이 심길 가능성이 높아 iGBR을 시행하였다. buccal bone이 파괴된 경우에는 임플란트가 노출되지 않도록 식립하다 보면 임플란트가 생각보다 깊이 심어져, 추후 관리가 힘들어질 수 있기 때문이다. 또한 그 과정에 임플란트 협측으로 각화치은의 양이 부족해지는 경우가 많이 생겨 치주적으로 불리한 환경이 만들어질 수 있다.

Ⓑ 36번 치아는 신경치료가 되어있어 발치 시 파절 가능성이 높을 것으로 예상되었고 역시나 발치 시 치관이 파절 되었다.

Ⓒ 하지만 럭세이터 덕분에 수월하게 발치를 하였다. 럭세이터는 종류별로 구비해 두고 발치를 돕고 있다. '발치는 장비빨'이라는 말처럼 도구가 좋으면 발치도 쉬워진다.

Ⓓ 염증을 깨끗이 제거한다.

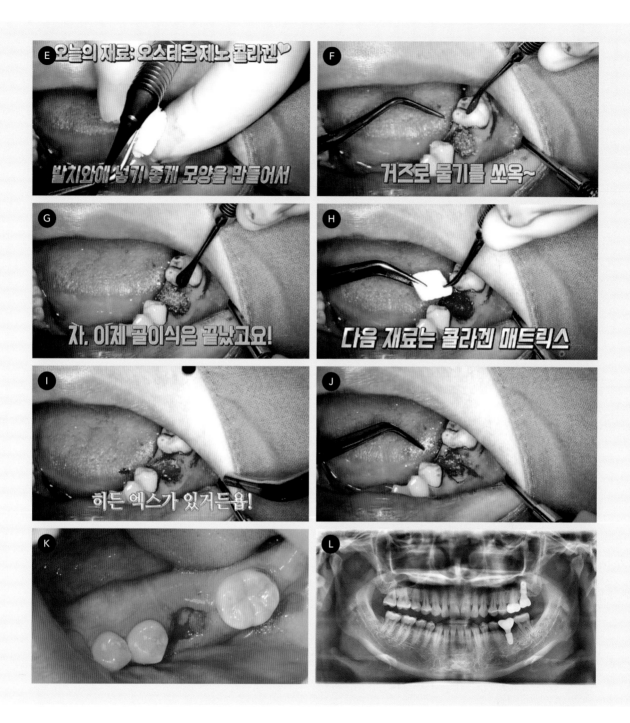

E 골이식재로 Osteon Xeno Collagen을 사용하였고 치조제 보존이 아닌 치조제 증강을 하였다. 발치와 보다 더 높게 골이식재를 충전하였다는 뜻이다.

F 발치와 내에서 계속 출혈이 발생하기 때문에 수시로 석션 내지는 거즈를 이용해서 발치와 내의 출혈을 제거해 주어야 이식재 유실을 막을 수 있다.

G 상당히 높은 레벨까지 이식재가 들어갔다.

H 3D 콜라겐 매트릭스인 Better Graft를 적용하고 있다.

I 발치와 사이즈보다 조금 작게 트리밍하여 저스트하게 들어갈 수 있도록 하였다.

J Hidden X 수처로 마무리하였다.

K iGBR 10일 후 임상 소견

L 최종 보철 파노라마

[수술 영상 4]
묻고 떠블로 가! iGBR계의 에르메스 Bio-Oss Collagen Flex!

* 관람 포인트

1. 치관/치근 파절 시 난발치 어떻게 쉽게 할 수 있을까?

2. 콜라겐 함유 골이식재의 트리밍 및 적용의 노하우

3. 얇은 콜라겐 멤브레인의 적용 노하우

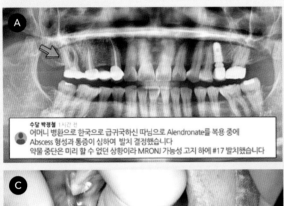

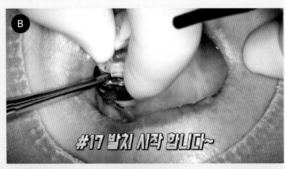

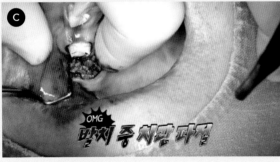

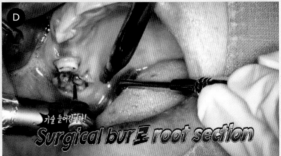

Ⓐ 환자는 골다공증 약인 alendronate를 복용 중이기에 메디컬 컨설트를 거쳤어야 했지만 농양이 생겨 심한 불편감을 호소했기에 동의 하에 발치 결정하였다.

Ⓑ 발치 시 앞쪽 치아는 decementation으로 브릿지가 탈락한 상태였다.

Ⓒ 16번 치아는 신경치료된 치아로 발치 시 치관이 파절 되었다.

Ⓓ iGBR의 장점은 어차피 골이식을 할 부분이므로 골을 조금 삭제하면 발치를 수월하게 할 수 있다는 점이다. 한결 부담감이 적을 수밖에 없고 수술 시간도 짧아지게 된다.

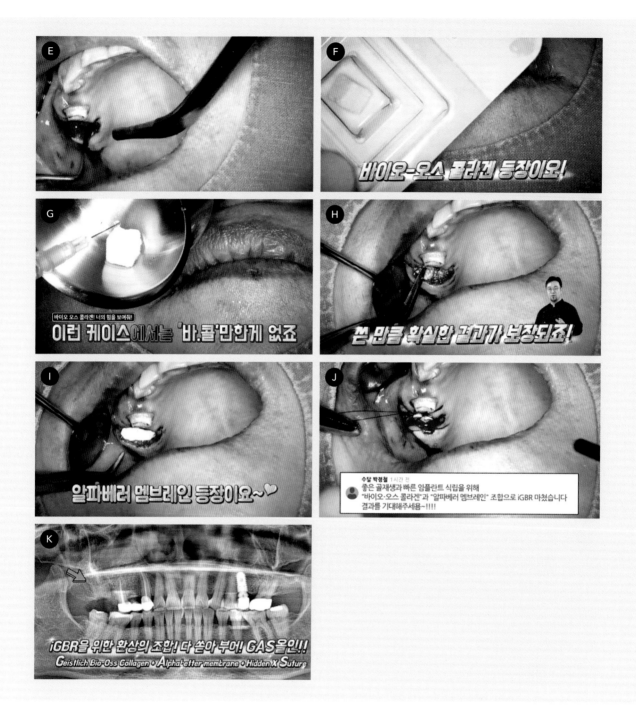

ⓔ Root resection으로 치근을 분리하여 용이하게 발치할 수 있었다. 그 후 염증을 깨끗이 제거하였다.

ⓕ 골이식재로 Bio-Oss Collagen을 사용하였다.

ⓖ 골이식재를 PDRN으로 soaking하였다.

ⓗ 발치와에 충전하면서 압축력을 가했고 기존의 골레벨보다 조금 높게 이식하였다.

ⓘ 이식재를 조금 넉넉하게 넣은 만큼 이식재 탈락의 가능성이 높다. 이런 경우는 좀 더 기계적 물성이 높고 이식재 고정에 도움이 될 수 있는 흡수성 콜라겐 차폐막, Alphabetter Membrane을 두 겹으로 적용하였다. Cross linking이 되어 있는 다른 콜라겐 멤브레인과는 달리 오픈 힐링에 최적화되어 있다.

ⓙ 봉합은 Hidden X 수처로 마무리하였다.

ⓚ 파노라마 사진에서 골이식재가 빽빽하게 잘 충전된 것이 보인다.

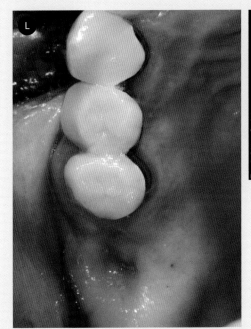

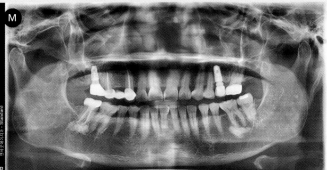

L 3개월 후 치유 소견

M 최종 보철 파노라마

[수술 영상 5]
iGBR 이번에는 A⁺ Oss와 Alphabetter Membrane으로 진행 7분 컷!

* 관람 포인트

1. 콜라겐 포함 골이식재가 아닌 입자형 이식재 중 시린지 타입의 적용 노하우

2. 얇은 콜라겐 멤브레인의 적용 노하우

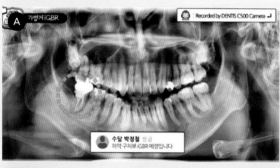
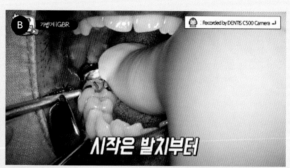
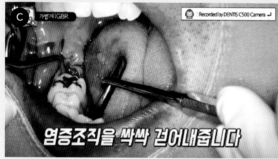
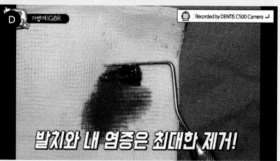

Ⓐ 하악 47번 iGBR 증례이다.

Ⓑ 치주조직 파괴가 큰 경우 오히려 발치는 쉬워지고 골재생의 결과도 드라마틱하다. 인접치아 손상 없도록 조심해서 발치한다.

Ⓒ 발치 후 염증 조직을 깨끗이 제거한다. 단 신경관과의 거리가 가까운 경우 지나친 소파술은 위험할 수 있어 어느 정도는 남겨놓아야 할 수도 있다. 혹 엔도 병소로 치근단에 염증이 있는 경우는 수년이 지난 뒤에 retrograde peri-implantitis 가 시작될 수 있으니 반드시 이러한 가능성에 대해서 환자에게 언급은 하는 것이 좋다. 가능성은 드물지만 분명 엔도 병소 관련 세균들이 잠복하고 있다가 지연성 염증이나 골흡수를 야기할 수 있다고 알려져 있다.

Ⓓ 염증을 한 번에 덩어리로 절제해 낼 수 있도록 노력하고 있다. 너덜너덜 찢어지기 시작한 염증은 제거하기가 어렵다.

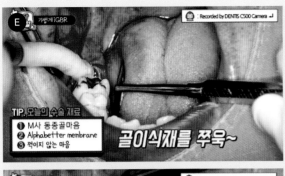 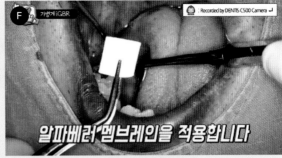

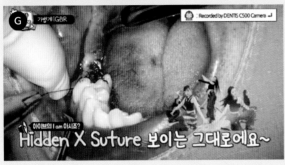 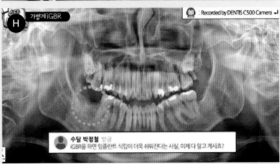

Ⓔ 필자는 동종골을 그리 좋아하지는 않지만 당시 M사의 동종골을 많이 사용하던 시기여서 iGBR에도 사용해 보았다. 시린지 타입으로 되어 있어 손쉽게 적용할 수 있을 것으로 생각되었지만, 시린지 직경이 작고 이식재는 잘 나오지 않아서 오히려 적용이 더 힘들었다. 이 제품은 더 이상 사용하지 않고 있다.

Ⓕ 골 결손부가 contained defect가 아닌 파괴된 부위에서 특히 입자 형태의 이식재를 사용했기에 이식재의 탈락이 염려되었다. 이런 경우는 Better Graft보다는 좀 더 기계적 물성이 뛰어나고 이식재를 잘 감싸주는 Alphabetter Membrane이 추천된다.

Ⓖ Hidden X 수처로 마무리하였다.

Ⓗ 이식재가 안정적으로 잘 들어간 것이 확인된다.

[수술 영상 6]
Denops로 골내 마취 골인~ LPG로 편하게 iGBR 하자!

* 관람 포인트

1. 마취에 대한 두려움이 있는 환자의 경우 골내 마취기 사용법

2. 발치와 내 염증 조직 제거를 위한 블레이드 적용 각도 체크

3. Lego Graft의 충전 노하우

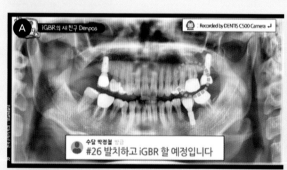
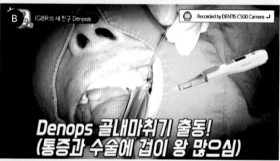
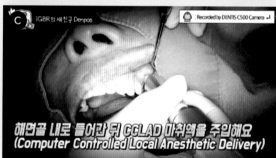
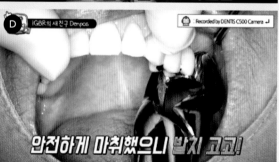

🅐 환자는 치과에 대한 공포심이 많았고 무엇보다 통증 조절이 안 될 것에 대해 걱정이 많았다. #26 발치하고 간단하게 iGBR을 하기로 했다.

🅑 덴티스에서 나온 골내 마취기 Denops를 사용해 달라고 해서 장비를 동원하였다.

🅒 Denops 골내 마취기는 침윤마취를 부분적으로 시행한 뒤에 니들 자체가 진동/회전하면서 골을 천공하여 골내에 마취를 하는 방식이다. 부분적으로 마취가 되어 불편감도 적다.

🅓 발치를 진행하고 있다.

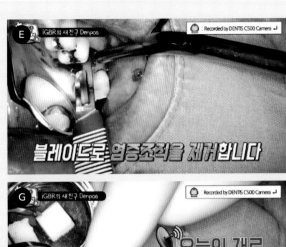
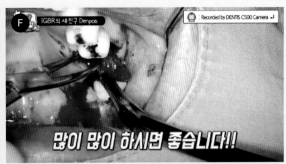
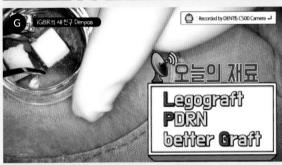
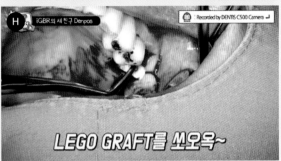
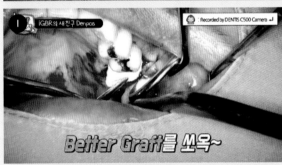
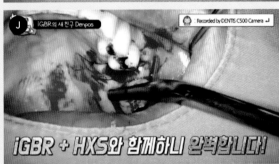
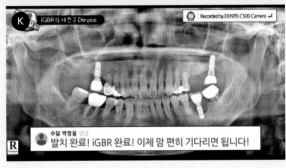
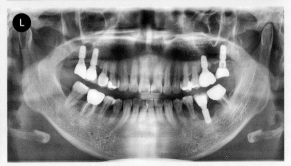

❶ 15번 블레이드를 통해 염증을 제거한다. 블레이드의 각도를 주목하라.

❷ 깔끔하게 한 덩어리로 염증조직이 제거되었다.

❸ 필자가 iGBR 시에 사용하는 LPG (Lego Graft + PDRN + Better Graft) 재료 공식으로 iGBR을 진행한다. PDRN에 soaking이 되어서 손쉽게 트리밍이 가능하다.

❹ 조각낸 덩어리를 손쉽게 발치와에 이식하고 있다.

❺ Better Graft 10 x 10 mm을 트리밍하여 피개하고 있다.

❻ Hidden X 수처를 하였다.

❼ 파노라마 사진상 충전이 잘된 것이 관찰된다.

❽ #26 임플란트의 최종 보철 파노라마

[수술 영상 7]
가사 싱크로 100% – I am iGBR, 재료는 최고를 쓰지

* 관람 포인트

1. 협측 골이 전혀 없는 경우에서의 iGBR 노하우

2. Bio-R 멤브레인의 적용법

3. 전치부 Hidden X 수처 시 치간유두 압박 피하는 요령

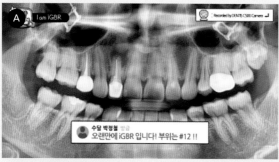
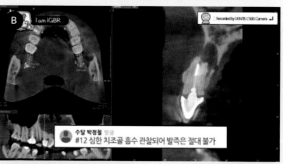

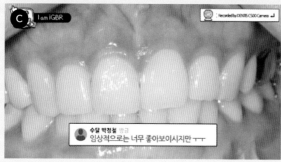
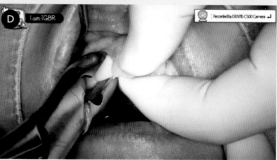

🅐 신경 치료 이후 치근단 병소가 발생하여 거대한 낭을 형성하는 경우들이 종종 발생한다. 이 환자 역시 2차 우식 및 근단 병소 확장이 관찰되어 발치를 결정하게 되었다.

🅑 CBCT 소견 상 심각한 치조골 흡수가 관찰되어 발치 즉시 임플란트 식립은 어려울 것으로 사료되었다. 자연 치유 후 early implant 식립도 가능하지만 협측에 미세하게 작은 골이 남아 있는 것이 관찰된다. 이 골을 외골격으로 활용하면 iGBR 후 매우 양호한 결과가 예상되어 iGBR을 결정했다.

🅒 임상적으로는 전혀 문제없어 보이는 것이 놀랍다.

🅓 인접치아에 손상을 주지 않도록 조심해서 발치한다. 특히 협측골이 파절 되지 않도록 해야 한다.

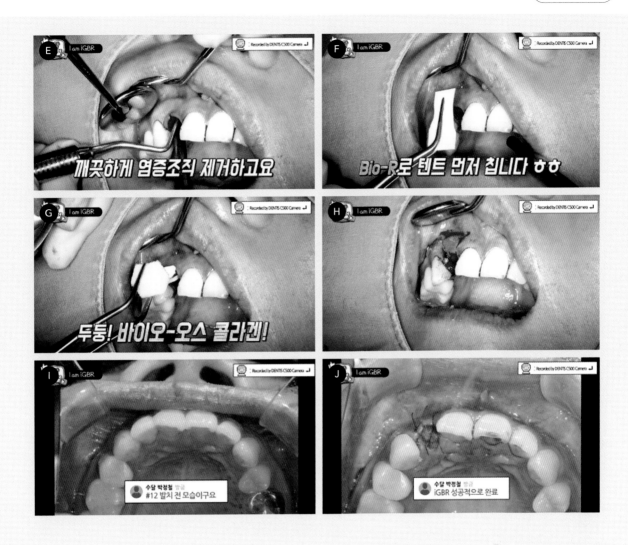

❸ 치근단 병소가 있는 경우는 특히 낭 내에 미끈한 연조직들이 이장되어 있는 경우가 많다. 깔끔하게 잘 제거하는 것이 중요하다. 염증조직을 주의해서 제거한다.

❺ 협측 골파괴가 심하기 때문에 콜라겐 멤브레인(Bio −R)을 이용해서 먼저 협측을 이장하였다. 사실 전통적인 GBR 관점에서 시행하는 것이지만 콜라겐이 섞여 있는 이식재를 사용할 것이라 크게 의미는 없을 것으로 보인다. 아직 이 부분에 대해서는 논쟁이 있다.

❻ 고품격 이식재 Bio−Oss Collagen 250 mg을 준비하였다. 물론 PDRN에 soaking 하였다.

❼ Bio−R 멤브레인을 당겨서 발치와를 봉쇄하고 Hidden X 수처로 마무리하였다.

❶ 술 전 임상 사진

❷ 술 후 임상 사진

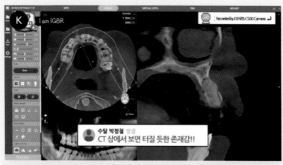

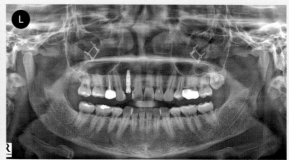

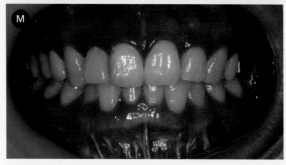

K CBCT 상에서 아주 이식이 넉넉하게 잘 된 것이 확인된다. 협측에 골이 조금 남아 있는 것이 관찰된다. 발치 전과 iGBR 후를 비교하면 치조골의 부피가 잘 유지되는 것이 보이고 CT 상에도 역시 잘 충전된 골이식재가 보인다.

L 3개월 후 Straumann 임플란트 식립한 파노라마

M 최종 보철 소견

[수술 영상 8]
delayed iGBR (ft. 수술 최면 영상)

* 관람 포인트

1. 임플란트 제거 후 iGBR의 프로세스 확인

2. 염증 조직의 제거 노하우

3. d-iGBR의 치유 양상과 수술 요령

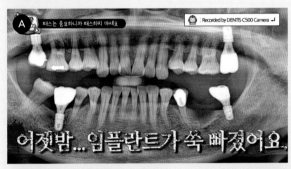
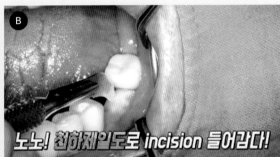
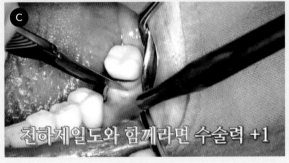
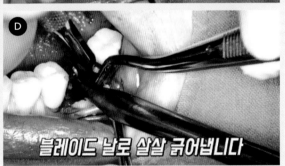

Ⓐ 이 증례는 필자가 d-iGBR이라고 부르는 술식을 시행한 경우이다. Delayed iGBR이라는 뜻인데 임상에서 종종 이런 경우가 발생한다. 타 병원에서 치아를 빼시고 3개월 기다렸다가 하자는 이야기에 의기소침하고 있다가 iGBR이 가능하다는 유튜브를 보고 왔다는 분들이 있다. 이런 경우 대개 1주일 이내로는 아직 발치와 치유 포텐셜이 남아 있다고 간주하고 d-iGBR을 시행하고 있다. 기존 임플란트가 peri-implantitis로 진행이 되었다가 갑자기 빠졌다는 주소로 왔고 이 경우는 d-iGBR에 해당되었다.

Ⓑ 내부의 골상황을 확인할 겸, 그리고 절개를 통해 판막을 조금 벌려서 치유시킴으로써 각화치은을 극대화하기 위해 절개를 시행하였다.

Ⓒ 판막의 디자인은 paramarginal incision 시행하여 papilla preservation flap으로 만들었다.

Ⓓ 내면의 연조직이 염증성으로 존재하여 블레이드로 조심스럽게 분리하였다.

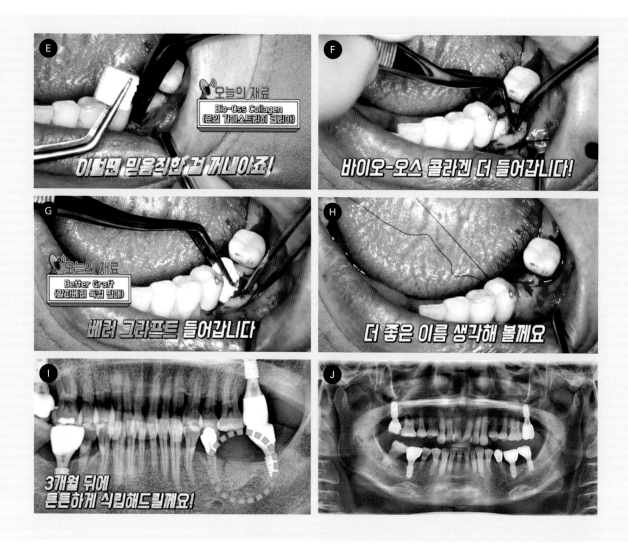

ⓔ Bio–Oss Collagen 250 mg을 PDRN에 soaking하여 사용하기로 하였다.

ⓕ 이식을 하였다.

ⓖ Better Graft로 피개하여 오픈 힐링으로 치유한다. peri–implantitis의 결과로 각화치은이 부족해진 경우 3개월 뒤 임플란트를 식립하면서 설측 절개를 통해 각화치은을 협측으로 더 보내는 방법을 시행하고 있다. 이렇게 하여 임플란트 주변에는 최대한 두꺼운 각화치은이 만들어지도록 하는 것을 원칙으로 한다.

ⓗ Hidden X 수처로 마무리한다.

ⓘ 수술 직후 파노라마 사진. 술 전과 비교해보면 수직적으로 아주 양호하게 골이식이 된 것을 볼 수 있다. 임플란트를 수직적으로 꺼져있는 부위에 심는 것은 치주적으로 불량한 결과를 야기한다. 필자는 iGBR후 되도록 골을 수직적으로 올려서 수평적으로 안정화된 골에 임플란트를 심고 있다. peri–implantitis로부터 안전한 임플란트가 될 수 있다.

ⓙ #36 임플란트의 최종 보철 파노라마

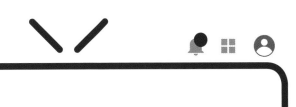

Vol.1 iGBR

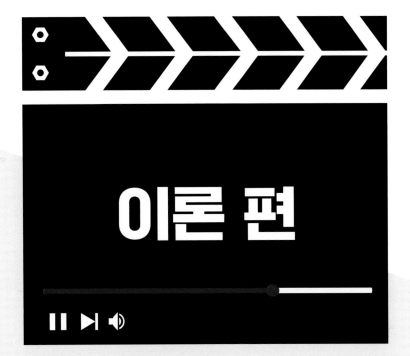

이론 편

Chapter 1

 발치와의 모델링과 리모델링

앞선 영상들을 통해 이 책의 주제인 iGBR의 임상 과정을 충분히 보셨으리라 생각한다. 지금까지 보신 것은 '테크닉'이다. 테크닉에 대해 이야기하고 테크닉을 배우는 것은 사소한 것이다. 중요한 것은 '원리'이다. 원리를 이해하지 못하고 테크닉을 배운 자의 한계는 변수가 생겼을 때 제대로 대처하지 못하고 좋지 않은 치유 결과를 얻는다는 점이다. 하지만 원리를 이해한 자는 사실 기존의 테크닉으로부터 조금 벗어나는 술식을 하더라도 이를 보완하는 그 어떤 행위를 통해 좋은 치유를 결국은 얻어낸다.

보스턴 어린이 병원의 전설적인 소아 성형외과 교수님인 John Mulliken은 누군가가 수술 테크닉에 대해 물어보자 역정을 냈다고 한다. 자신은 테크닉에 대해서 이야기하라면 아무 말도 할 게 없다고 했다. 하지만 그 원리와 이론에 대해 이야기해달라면 몇 시간이고 이야기할 수 있다고 했다. 한국에서 2년간 군의관 생활을 하면서 구순구개열 환자들을 많이 접하고 그로 인해 그 분야의 대가가 되었던 전설적인 인물이기에 그의 이러한 이야기가 더더욱 친근한 가르침으로 다가온다. 모든 것은 원리로부터 시작해야 한다.

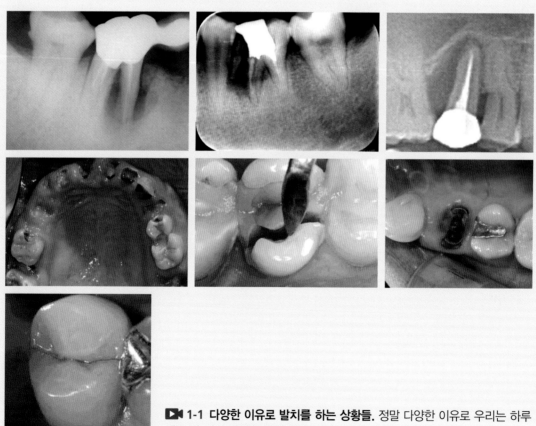

🎥 **1-1 다양한 이유로 발치를 하는 상황들.** 정말 다양한 이유로 우리는 하루에도 몇 개씩 발치를 하고 있다.

이제 우리는 iGBR의 원리에 대해 잠시 살펴보려 한다. 매우 중요한 이야기이다.

우리는 정말 다양한 이유로 치아를 발치한다. 심한 치주염, 치아의 파절, 우식, 크랙, 교정 등의 이유로 치아를 발치하는데 그 이유도 정말 수십 가지일 것이다. 어떤 경우에는 전략적 발치라 하여 애매한 치아를 좀 일찍 빼는 경우도 있다. 이유는 이와 같이 수십 가지가 되겠지만 그 이후에 생기는 결과는 항상 동일하다. 단 하나, 비어있는 공간 즉 발치와(extraction socket)가 생긴다. 그리고 이 발치와의 가장 큰 문제는 **수축한다**는 것이다.

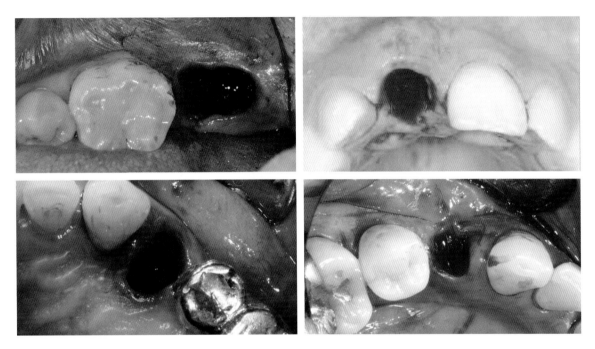

▶🎥 **1-2 발치 이후의 임상 소견.** 이미 치조골 파괴가 일어난 경우도 있고 각화치은이 사라져 있는 경우도 있다. 교정 발치가 아니고서야 임플란트를 심기 위해서는 이래저래 경조직/연조직의 복원과 재건이 필요한 경우가 대부분이다.

발치를 하면 발치와 내의 치유 작용에 의해 혈병이 만들어지고 그 혈병에서는 초기 염증 반응이 시작되며 다양한 사이토카인과 줄기세포의 유입이 관찰된다. 이후 미성숙 골(woven bone)이 만들어지고 미네랄 침착이 시작되면 점차 광화된 골이 만들어진다. 이러한 발치와의 치유에 대해서는 이미 많은 교과서에서 언급되어 있기 때문에 필자는 임상적인 의미만을 살펴보려 한다.

발치 후 만들어진 빈 공간 – 결국은 뼈로 차지 않는가? 환자들이 많이 던지는 질문이다. 정답은 Yes & No이다. 뼈로 분명 차오르는 것은 사실이다. 자연은 진공상태를 싫어한다는 말처럼 우리 몸 역시 비어있는 부분은 리모델링 과정을 통해 채우게 되어 있다. 발치와는 게다가 contained defect 형태이니 더더욱 뼈가 잘 찰 수밖에 없다. 하지만 환자들이 잘 모르고 있는 것은 '모델링' 과정도 동시에 발생한다는 것이다. '리모델링'은 외형은 바뀌지 않고 내면의 모습이 바뀌는 것을 의미한다. 우리 몸의 골은 10년을 주기로 완전히 리모델링이 된다. 10년 뒤에 서 있는 박정철의 뼈는 10년 전의 뼈가 하나도 없는 새로운 뼈로 된 박정철인 것이다. 이 과정 중에 외형의 변화는 발생하지 않는다. 팔이 3개가 된다거나 아니면 발이 하나 줄어든다거나 하지 않는 것이다. 반면 '모델링'은 외형이 바뀌는 현상을 의미한다. 이것은 생체 내에서 기계적인 지탱을 하던 요소가 사라지거나 생물학적으로 중요한 요소가 사라지면 발생하는 현상이다. 한 때 Araujo 교수님이 강조했던 **번들 본 이론**(Bundle bone theory)의 협측 번들 본이 바로 그러한 요소 중 하나이다. 미세한 모세혈관과 치주조직인대 유래 줄기 세포로 가득한 골이 발치와 함께 소실되기 시작하면서 골을 지탱해 주던 치아의 공간만큼 뼈가 허물어지는 '모델링' 현상이 발생하게 된다. 따라서 발치 후에 골이 차는 것도 사실이지만 그와 동시에 외형의 변화도 발생하는 것인데 대부분 이것은 '수축'의 형태로 이어지게 된다. 과연 얼마나 수축하게 될까?

이 수축의 정도를 통계적으로 보면 2009년 체계적 문헌고찰 논문에서는 수직적으로 1.67 mm, 수평적으로는 3.87 mm이다. 그래서 외우기 쉽게 **수직으로는 1.5 mm 수평으로는 4 mm**로 알면 되겠다. 다시 말해 발치를 하고 나면 발치와 내부에는 골이 재생이 되지만 동시에 외형적으로는 수축 내지는 위축이 발생한다는 것이다. 이후에 치주학의 거장 Lang 교수님도 이를 다시 한번 정리하셨는데 수치는 비슷하다. 중요한 점은 이 모든 수축이 6개월 안에 발생한다는 것이다. 임플란트를 조금 심어본 독자분이라면 아시겠지만 4 mm라는 수치는 결코 작은 수치가 아니다. 임플란트를 심고 협측에 4 mm 직경의 임플란트가 하나 더 들어간다고 생각해 보면 꽤나 큰 골량이라 볼 수 있다. 수직적으로도 임플란트를 지금 심은 임플란트 위치보다 1.5 mm 더 깊이 심어야 한다고 상상한다면 스타퍼 드릴 하나를 더 늘려서 할 수 있는 정도의 변화가 발생한다는 것이니 임플란트를 심는 상황에서는 꽤나 극단적인 변화라 볼 수 있을 것이다. 그래서 Lindhe, Araujo 교수님은 이런 부분들이 임상적으로 문제가 된다고 여러 학회에서 강조를 하기 시작하신 것이다(하지만 당시 대다수의 청중은 GBR을 하는 것에 익숙해져 있었기에 뭐 저렇게 수축하는 것이 별거라고~ 하고 생각했었던 듯하다).

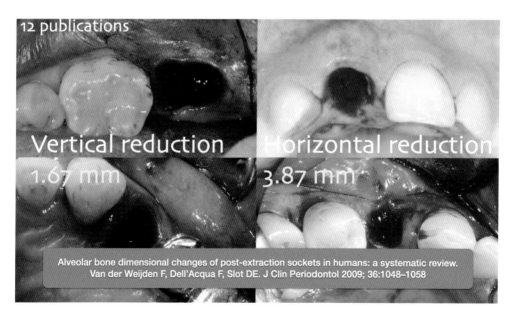

▶️ 1-3 발치 후 치조골의 부피 변화를 연구한 논문에서는 수직적으로는 1.67 mm, 수평적으로는 3.87 mm의 흡수가 발생한다고 결론 내리고 있다. 다양한 연구들의 결과를 수집히여 결론을 내리는 체계적 종설 논문에서 밝혀진 결과이다.

🔲 여기서 잠깐!

필자는 자료에 대한 수집벽이 좀 있는 편이라 옛날 자료들을 잘 정리하는 편인데 2010년 Lindhe 교수님께서 한국에 정산바이오메드(현재 가이스트리히 코리아의 전신) 주최로 초청 강연을 오셨던 때의 영상을 구하여 보관하고 있다. 부분적인 영상이나마 공유하니 한번 재미 삼아 보시는 것도 좋을 것 같다. 친절하게 번역 자막이 달려있다(여담이지만 당시 교수님을 향한 조명이 너무 강하다고 강의 중에 아주 까칠하게 뭐라 하셨던 기억이 강렬히 남아있다. 역시 대가는 조명조차 신경을 쓰시는구나 싶었는데 나이가 들어보니 조명이 강하면 눈이 너무 부시다는 것을 필자도 깨닫게 되었다).

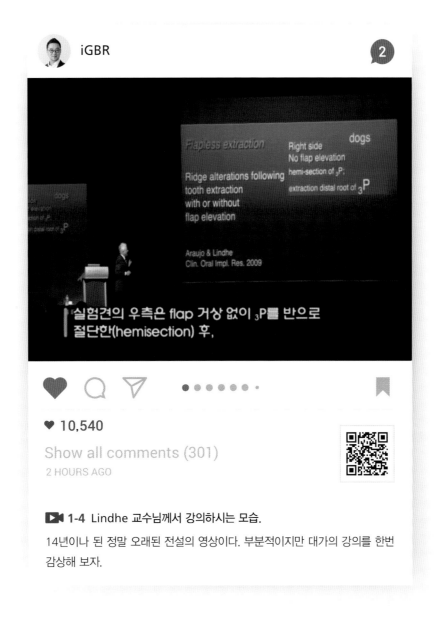

▶◀ 1-4 Lindhe 교수님께서 강의하시는 모습.

14년이나 된 정말 오래된 전설의 영상이다. 부분적이지만 대가의 강의를 한번 감상해 보자.

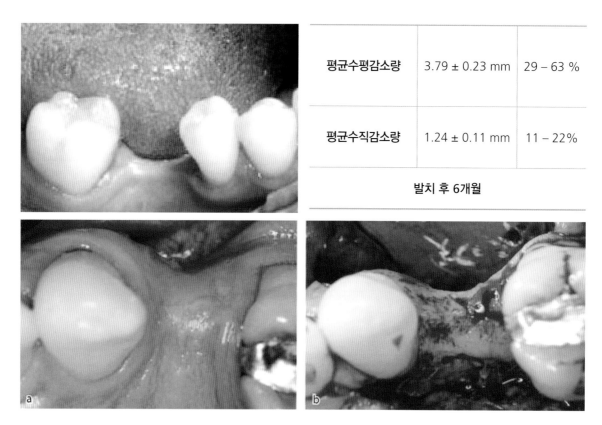

평균수평감소량	3.79 ± 0.23 mm	29 – 63 %
평균수직감소량	1.24 ± 0.11 mm	11 – 22%

발치 후 6개월

▶️ **1-5 발치 후 치조제의 부피 변화에 대한 체계적 종설 결과.** Lang 교수님의 2012년 연구이다. A systematic review of post–extractional alveolar hard and soft tissue dimensional changes in humans. Tan et al. COIR. 2012;23:1–21

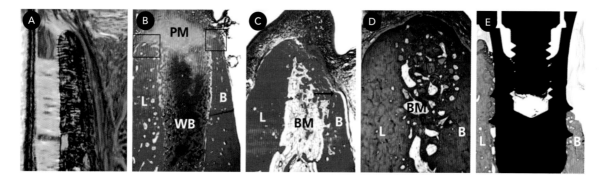

▶️ **1-6 발치와의 치유 양상을 한눈에 볼 수 있도록 재배치한 그림.** A: 건강한 번들본. B, C: 발치 직후와 치유 후 협측 번들본의 수축이 관찰된다. D: 치조제보존술을 한 경우에는 그 부피가 보존된다. E: 발치 즉시 임플란트를 심어도 협측 골의 상실을 막을 수 없다.

이후에도 수많은 연구들이 다양한 방법으로 발치 후에 일어나는 리모델링 및 모델링의 과정을 분석하였으며 치조골의 모델링으로 발생하는 치조제의 수축은 이미 학술적으로 잘 검증된 부분이다. 이것은 팩트이다. 더 이상 피할 수 없는 우리의 운명이다. 이러한 현실 상황에서 우리는 어떻게 임플란트를 잘 심을 것인가. 그것이 문제이다.

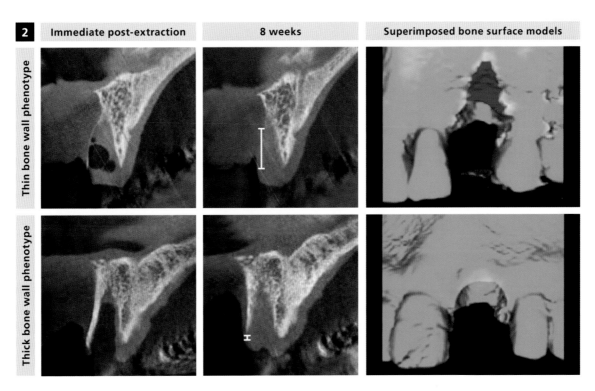

▶️ **1-7 CBCT를 이용하여 입체적으로 관찰한 발치와의 모델링.** 얇은 협측골을 가진 경우에 더더욱 빨리 흡수가 발생하는 것을 볼 수 있다. 붉은색으로 표현된 부위가 흡수가 가장 심한 곳이다. 특히 임플란트를 심어야 하는 가운데 부위가 더더욱 심하게 흡수가 되는 것을 볼 수 있다. Clinical relevance of dimensional bone and soft tissue alterations post–extraction in esthetic sites Chappius et al., 2016 Periodontology 2000

Chapter 2

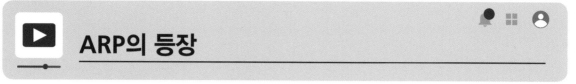

ARP의 등장

발치와의 모델링에 대해 살펴보았으니 이제 임플란트를 심을 차례이다. 한국적인 치과의 환경적 특성 때문에 **'발치 즉시 임플란트 식립'**이 대부분의 치과의사들이 선택하는 치료 옵션일 것이다. 물론 치유 기간이 길어지는 것을 몹시 싫어하는 한국 환자들의 특성도 한몫을 한다. 그래도 다행인 것은 유튜브 컨텐츠들의 경향이 발치 즉시 임플란트보다는 자연 치유를 어느 정도 시킨 뒤 임플란트를 심는 쪽으로 가고 있는 것으로 보인다는 점이다. 아무래도 발치 즉시 임플란트를 심다 보면 깊이 심는 과정에 신경 손상의 위험도 많아지고 감염으로 인한 실패의 문제도 있을 수 있다.

이외에도 임플란트를 심는 시기의 옵션은 어떤 것들이 존재할까? 이것에 대해서는 이미 ITI (international team for implantology, 세계 최대 임플란트 학회)에서 정리를 한 바가 있다(그림 2-1). 발치 즉시 임플란트는 Type 1이다. 발치 즉시 임플란트를 하는 것은 수술적으로 매우 어려운 일이다. 고정을 하방의 apex에서 얻어야 하기 때문에 드릴링의 노하우가 요구되며 측면의 발치와에 의해 임플란트가 밀리면서 임플란트의 패스가 바뀌는 경우가 많기 때문에 이상적인 패스나 위치가 아닌 곳에 임플란트가 심어지는 경우가 종종 발생한다. 또한 협측골의 흡수 부위가 심한 경우 임플란트를 깊이 심어서 노출을 줄이려 하게 되는데 그러다 보면 임플란트가 너무 깊이 심어지는 경우도 발생한다. 그럼에도 불구하고 전치부에서는 심미적인 이유로 발치 즉시 임플란트가 선호되는 것이 사실이다. 무엇보다 치간유두의 흡수를 최소화할 수 있기 때문이다.

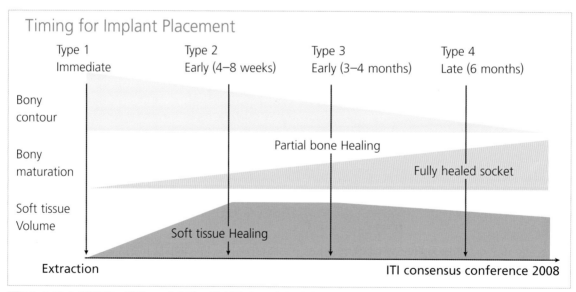

▶ 2-1 국제 임플란트 학회 ITI에서 발표한 임플란트 식립 시기에 따른 분류이다. 발치 즉시 임플란트 식립은 Type 1이다. 약간의 치유 시기를 거쳐 조기(Early) 식립하는 경우는 두 가지로 분류된다. 첫 번째는 연조직 치유만 일어난 4-8주 차에 심는 type 2이고, 두 번째는 연조직은 물론 경조직의 치유도 일어난 3-4개월 뒤에 심는 type 3이다. 이후 아주 드문 경우지만 6개월 이상 충분히 기다렸다가 지연(Late) 식립하는 type 4가 존재한다.

2-1. Type 1 임플란트 식립 증례

한국적인 치과의 환경 상 발치 즉시 임플란트야말로 가장 많이 시행되고 중요한 술식일 것이다. Type 1에 해당하는 증례를 하나 살펴보자. 이 경우에는 각화치은도 두껍고 골도 좋아서 flapless로 시행하여 더더욱 간단하게 수술이 진행되었다. 확실히 발치 즉시 임플란트를 식립하면 치간유두의 보존에 유리함이 있다. 향후 협측골이 수축한다는 어려움이 있을 수 있으니 골이식, 연조직 보강이 필수적이기는 하지만 좋은 케이스를 선택한다면 좋은 결과를 얻을 수 있다.

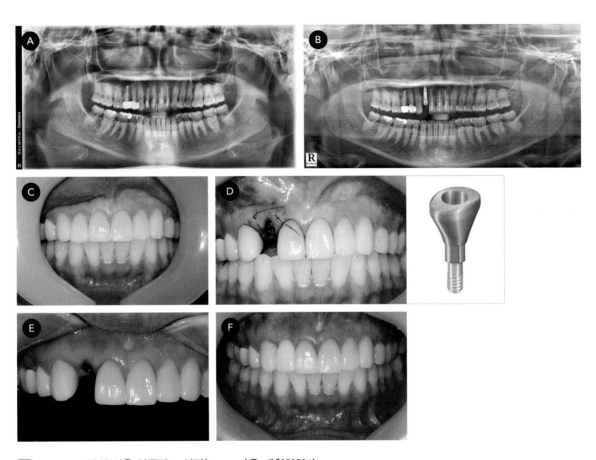

▶️ 2-2 #12 발치 직후 임플란트 식립(Type 1)을 계획하였다.

🅐 발치 전 파노라마 사진.

🅑 임플란트 식립 직후 파노라마 사진.

🅒 술 전 임상 사진.

🅓 수술 직후 임상 사진. 스트라우만 2.9×10 mm를 식립하였고 동시에 협측에 gap filling을 시행하였다. 정확한 위치 확인을 위해 최소한의 절개를 통해 판막을 열었고 vertical internal mattress suture로 치간유두를 유지해 주었다. straumann의 타원형 힐링 어버트먼트의 모습이다. 좁은 전치부에서 유용하게 사용이 가능하다.

🅔 레진으로 임시치아를 3개월 부착하였고 최종 인상 직전까지 연조직의 형태가 잘 유지된 것이 관찰된다.

🅕 최종 지르코니아 보철물로 마무리하였다. 치간유두의 수축 없이 잘 마무리가 되었다.

다음 환자 역시 발치 즉시 임플란트 식립 즉 type 1에 해당하는 임플란트인데 다만 골이 너무 부족하였기에 앞선 증례와는 달리 판막을 열고 임플란트를 심은 뒤 부족한 골을 보충하여 주었다. 향후 장기적으로 심미적인 결과를 얻기 위함이다.

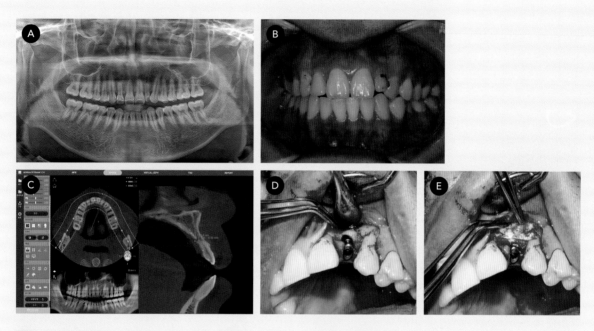

▶️🎥 2-3 #22 치아의 우식으로 발치 즉시 임플란트 식립(Type 1)을 결정하였다.

🅐 발치 전 파노라마 사진.

🅑 발치 전 임상 사진.

🅒 CBCT에서 살펴본 #22 부위의 치조골 형태. Buccal concavity가 심하고 치조제도 매우 얇다. 임플란트를 심는 것은 문제가 아니지만 환자의 나이가 어리기 때문에 장기적으로 임플란트 픽스쳐가 비쳐 보이거나 치은 퇴축이 될 것으로 예상된다. 이를 막기 위해 Contour augmentation 목적의 GBR을 시행하기로 했다.

🅓 발치 즉시 임플란트 식립을 하였고 고정도 확보하여 임시 치아 체결이 가능하도록 하였다. 발치 즉시 임플란트에서 고정을 확보하는 것은 가장 중요한 첫 단계이다. 골이식을 gap 부분에도 했지만 골 외부에도 해주어 형태를 증강시켜 주었다.

🅔 흡수가 느린 Osteon 3 Collagen 합성골을 이식하고 PDRN에 soaking하였다. Alphabetter Membrane을 두 겹으로 덮어주었다. 시야 확보와 기구 접근을 위해 수직 절개 1개를 포함한 Triangular flap (자세한 내용은 필자의 이전 저서인 '절개의 정석'을 참고하라)을 형성하였다.

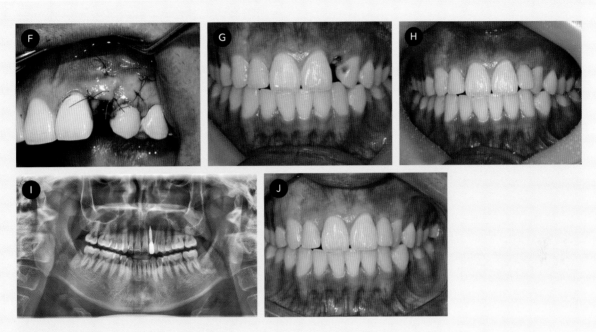

🄵 봉합을 시행하였다. 당시 4-0로 하였는데 5-0로 했다면 하는 아쉬움이 있다.

🄶 다행히 이쁘게 잘 아물었다.

🄷 수술 직후 바로 스캔바디를 연결하여 스캔을 하였고 s/o날 임시치아를 체결하는 방식을 택하였다. 대합치와 교합이 되지 않도록 다소 협측으로 크라운이 뻗어져 있는 것이 관찰된다.

🄸 최종 보철물의 파노라마 사진.

🄹 최종 지르코니아 보철물 체결 후 임상사진. 협측골의 형태나 치간유두 역시 심미적으로 잘 보존된 것이 관찰된다.

아래 환자는 치주 상태가 매우 좋지 않았고 심미적인 요구도 그리 높지 않아서 발치 후 type 1 임플란트 식립을 하면서 골이식을 동시에 병행하였다. 이후 flipper 형태의 임시 치아로 큰 문제없이 사용했고 3개월 뒤에 바로 최종 보철물로 연결했다. 수술 전 상태 대비 조금 치아가 길어지기는 하였으나 환자의 스마일 라인이 낮은 편이고 환자 스스로도 큰 불만이 없어서 단순하게 마무리 한 증례이다.

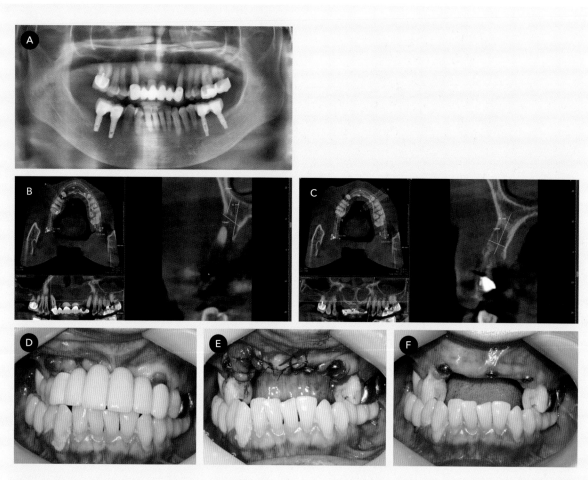

▶️ 2-4 발치 즉시 임플란트 식립(Type 1)에서 흔히 볼 수 있는 문제점은 임플란트가 깊이 심어진다는 것이다. 이 환자는 심한 치주염으로 수평/수직적 골소실이 심하게 발생했다.

🅐 초진 파노라마 사진. #13=23 브릿지 주변으로 치주염이 진행되었고 발치 후 임플란트는 #13=21=23으로 진행하기로 하였다.

🅑 #13 부위 CBCT를 살펴보면 골소실이 심하다. 여기서 고정을 얻고 안정적 골재생을 확보하려면 임플란트를 잔존골 레벨까지 깊이 심어야 한다. 이것이 발치 즉시 임플란트의 문제점이다.

🅒 #23 부위는 다행히도 어느 정도의 골이 존재한다.

🅓 술 전 임상사진.

🅔 수술 직후 임상 사진. 발치 후 오스템 임플란트를 식립하였고 골 부피 유지를 위해 Osteon 3 Collagen을 PDRN에 soaking하여 적용하고 Alphabetter Membrane으로 피개하였다.

🅕 3개월 간 flipper를 사용하였다.

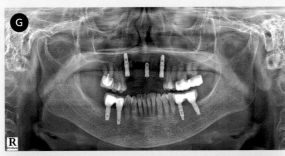

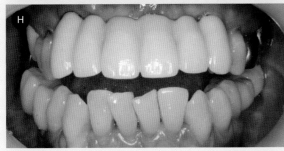

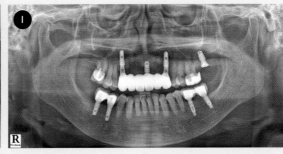

ⓖ 술후 파노라마 사진.

ⓗ 최종 지르코니아 보철 체결 후 임상 사진.

ⓘ 최종 수복물 체결 후 파노라마 사진. #13 임플란트의 숄더가 #14의 apex 레벨에 위치하는 것이 관찰된다. 치주적으로는 별로 이상적이지 않은 모습이다.

2-2. Type 2 임플란트 식립

앞서 살펴본 것처럼 심미적인 관점에서는 type 1 임플란트 식립이 가지는 우수한 결과를 따라가기는 쉽지 않다. 게다가 환자 입장에서는 수술이 한 번에 끝나니 편리할 수밖에 없다. 그렇지만 수술적 어려움, 이상적인 위치 확보의 어려움 등 때문에 우리는 좀 더 안전한 방법을 찾게 되는데 이것이 type 2와 type 3이다. Type 2 early 접근법은 발치 후 4-8주(1달 내지는 2달이다.)를 기다렸다가 연조직의 치유가 어느 정도 되어 있을 때 임플란트를 식립하면서 동시에 골이식을 하는 방식이다. 연조직 치유가 일어났기에 판막 조작이 편리하고 GBR을 하더라도 안정적인 치유를 얻을 수 있다. 아직 골치유는 부족하기에 GBR을 추가해야 할 가능성이 매우 높다. 반면 type 3는 연조직 경조직의 치유가 모두 끝났기 때문에 조작에 있어 큰 스트레스가 없다는 장점이 있다. 다만 골 부피가 감소되기 시작한 시점이라 GBR을 많이 해야 할 필요성이 있다는 점이다.

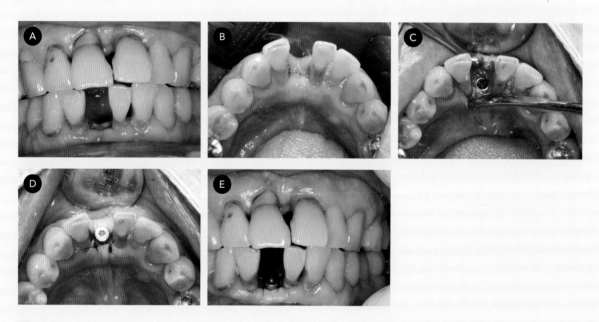

▶️ 2-5

Ⓐ 발치 후 4주 경과 후 #41 임플란트의 type 2 식립 예정이다. 연조직의 치유는 부분적으로 발생하였다. 특히 치조정 부위가 움푹 꺼져 있는 것이 보인다.

Ⓑ 절개선을 치조정에 넣기 어려워 대개 설측으로 절개를 넣게 된다.

Ⓒ 골의 치유는 아직 부족하지만 어렵지 않게 드릴링을 하면 고정을 확보할 수 있다.

Ⓓ 추가적인 GBR이 필요하면 시행해도 좋다.

Ⓔ 다만 연조직의 형태는 이미 치간유두가 어느 정도 상실된 것으로 보인다.

2-3. Type 3 임플란트 식립

Type 3 정도가 되면 연조직의 치유와 경조직의 치유가 어느 정도 완성이 되는 시기가 된다. 대개 임상적으로는 3개월 정도의 시간이 지난 시기이다. 이때는 특별한 염증도 없고 안정적인 조직 매니지먼트가 가능하다는 장점은 있지만 문제는 골의 치유가 지나치게 안정화되다 보니 이미 꽤 많은 골의 흡수가 발생하고 수직/수평적인 붕괴가 발생할 수 있다는 것이다. 이 시점에서 임플란트를 심다 보면 가장 흔히 발생하는 것이 현재 만들어진 레벨에서 임플란트를 심는 것이다. 아래는 타 병원에서 임플란트를 시행하고 결과가 마음에 들지 않아 재수술을 위해 내원한 증례이다. 12번 발치 이후 치유가 어느 정도 일어난 뒤 임플란트를 심은 것으로 보이는데 문제는 임플란트가 너무 깊은 위치에 심어지다 보니 치관 길이가 몹시 길어졌다는 것이다. 식립하면서 수직적인 골재건을 반드시 했어야 했는데 그 부분은 미스한 것 같다. 결국 필자가 이 부분을 복원해야 하는 어려움이 있었다. 다행히 잘 마무리가 되어 케이스를 공유한다.

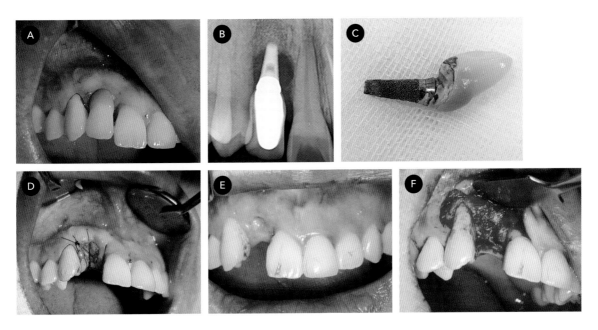

▶ 2-6

ⓐ #12 임플란트가 아프다는 주소로 내원했다.

ⓑ 방사선 소견 상 임플란트 주변의 명확한 골파괴 양상이 관찰된다. 인접 치아에 손상을 줄 것으로 예상되어 제거를 권유했다.

ⓒ 임플란트를 제거하고 보니 보철물의 형태가 이상적이지 않음이 관찰된다.

ⓓ 통법대로 iGBR을 시행하였다.

ⓔ 3개월 뒤 치유 소견이다. 상당히 많은 양의 골이식을 했음에도 불구하고 골이 꺼진 것이 관찰된다. 추가 골이식이 더 필요함을 설명했다.

ⓕ 임플란트 식립을 위해 판막을 거상하였고 골이식을 많이 할 수 있도록 수직 절개도 부여하였다.

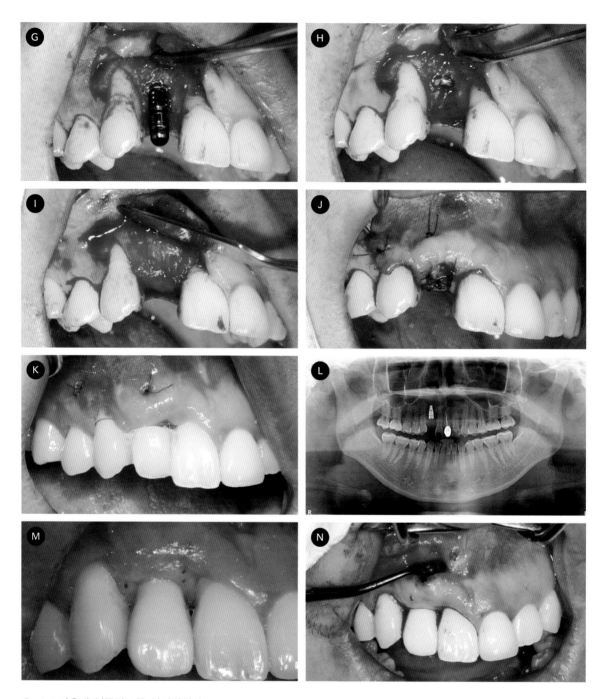

Ⓖ 스트라우만 임플란트를 식립하였다.

Ⓗ 골이식을 추가로 진행할 예정이다.

Ⓘ 골이식을 진행하고 콜라겐 차폐막으로 피개하였다.

Ⓙ 골이식이 안정적으로 치유될 수 있도록 submerge시켰고 봉합해 주었다.

Ⓚ 10일 뒤 발사시 소견이다. 텐션이 있었던 관계로 #13에 약간의 치은 퇴축이 관찰된다.

Ⓛ 파노라마 소견

Ⓜ 보철물 연결 후 소견. 치간유두를 최대한 올리고 싶다는 호소를 하였다.

Ⓝ 터널링 기법을 이용해 치관변위를 시키기로 하였다. 전층 박리를 하였다.

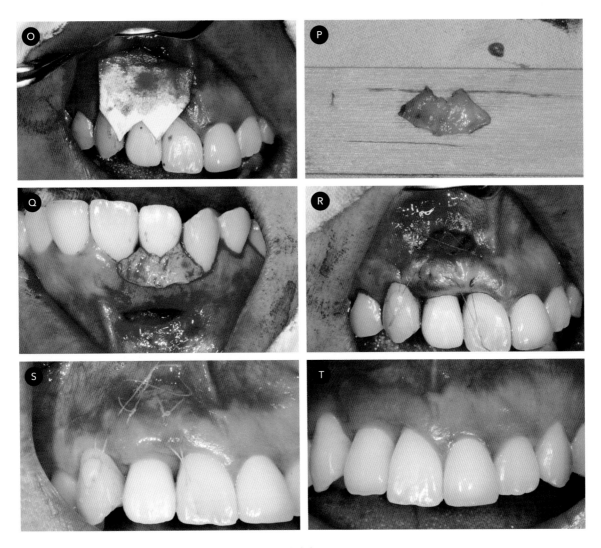

◎ 종이 템플릿을 이용해 결체조직 채득을 디자인할 예정이다.

Ⓟ 구개측에서 유리치은을 채득하고 구외에서 상피를 분리하였다.

◎ 트리밍한 결체조직을 적용해 보았다. 형태적으로 문제가 없어 보인다.

Ⓡ 이식편을 적용하고 봉합사를 이용하여 최대한 치관 변위 시키기 위해 레진을 적용하였다.

Ⓢ 10일 뒤 발사시 소견이다.

Ⓣ 최종 크라운의 소견이다. 치간유두와 협측 치은의 개선이 관찰된다.

2-4. Type 4 임플란트 식립

Type 4의 경우는 오랜 세월 틀니를 사용한 환자들의 경우에서 흔히 볼 수 있는 상황으로 발치와는 완전히 치유가 일어나 있지만 그만큼 골의 소실도 많고 각화치은의 부족도 관찰될 수 있다. 그렇기에 최근에는 굳이 발치를 하고 Type 4 방식으로 수술을 하는 경우는 줄어든 것 같다. Type 4는 사실 임플란트를 심기에는 도통 쉬운 환경은 아니다.

아래 환자는 상악 전치부 브릿지 상태로 오랜 세월 지내다가 브릿지 파절 후 임플란트 식립을 위해 내원했다. 자연치아 발치를 한 부위는 Type 1으로 즉시 식립이 가능하지만 전치부 pontic 부분은 심한 골흡수가 관찰된다. 쉬운 부위가 아니기에 요령 있는 임플란트 식립과 안정적인 골재생이 필요하다.

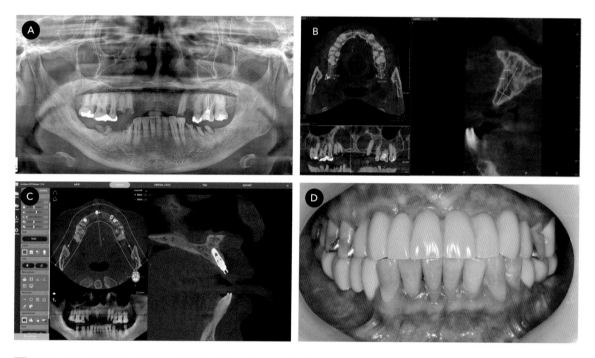

▶️ **2-7** 상악 전치부의 브릿지 수복으로 인해 10년 가까이 치아가 없던 전치 부위의 type 4 임플란트 식립을 해야 하는 상황이다.

🅐 술 전 파노라마 사진.

🅑 CBCT를 통해 살펴본 #11 부위의 치조골은 심한 수평 수직적 골결손이 관찰된다. 임플란트를 단순하게 심기는 어렵고 많은 양의 GBR이 필요할 것으로 관찰된다.

🅒 필자가 즐겨 사용하는 '쌉시바'라는 테크닉을 통해 GBR을 시행했다. 우선 임플란트를 식립하고 고정을 확보한다. 이후 THAB (Transient healing abutment)라는 것을 연결한다. 아주 얇은 기둥의 형태라 primary closure를 얻을 필요가 없다. 2차 수술도 필요 없다는 장점이 있다. 이후 CG gide라는 멤브레인을 이용해서 THAB에 고정을 얻는다. 이식재는 Bio-B라는 입자를 사용하지만 이 증례에서는 Inteross와 OCP 소재의 Bontree를 적용했다.

🅓 3개월 후 최종 보철이 체결되었다.

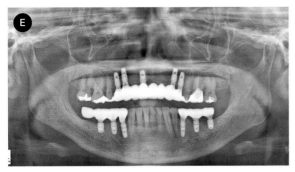

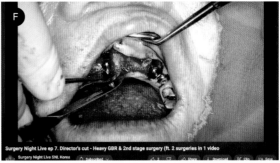

E 최종 보철 체결 후 파노라마 사진.

F 1차 수술과 2차 수술 모두를 보고 싶으시다면 편집이 거의 들어가지 않은 디렉터스컷 버전으로 풀 수술 영상을 보실 수 있다.

Type 4의 더욱 심각한 상황은 아래와 같이 한 평생을 틀니만 쓰다가 온 환자들에게서 관찰된다. 흔히 말하는 칼날뼈(Knife edge bone)가 이런 경우에 쓰일 수 있는 표현이다. 작두를 타는 것만큼이나 쉬워 보이지 않는다.

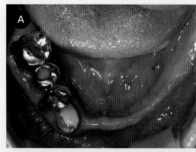

▶ 2-8

Ⓐ 전악 발치 진단하에 full mouth reconstruction을 계획하였다.

Ⓑ 수술 직후 파노라마 사진 임상소견. 하악, 특히 30번대는 심각한 골위축을 보인다. 하치조신경관과의 거리를 주의하며 임플란트를 식립하였다. 30번대가 특히 뼈가 얇고 신경관가의 거리가 가까워 수술 중 방사선 사진을 촬영하며 주의하여 진행하였다.

Ⓒ CBCT 소견

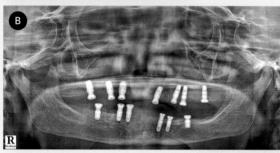

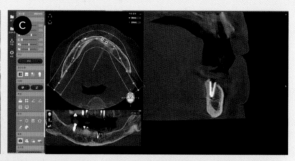

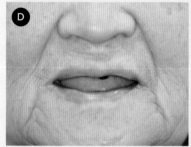

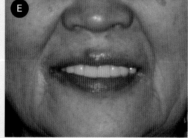

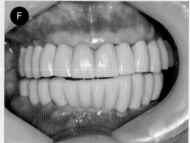

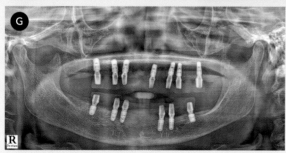

Ⓓ 초진 안면 사진

Ⓔ 수술 후 임시 치아 장착 후 안면 사진. 한결 젊어지고 미소가 밝아졌다.

Ⓕ PMMA 임시 치아 장착 소견

Ⓖ PMMA 임시 치아 상태의 방사선학적 소견

2-5. 제5의 옵션, ARP

위 도표에서는 임플란트 식립 시기에는 네 가지의 선택지밖에 없는 것으로 나와 있지만 사실 이외에도 **치조제 보존술**(ARP, Alveolar ridge preservation)이라는 개념의 선택지가 존재한다. 앞서 서론에서 이야기 한 대로 전통적인 임플란트 식립과 GBR을 하는 이들에게는 치조제 보존술은 별로 매력적인 옵션이 아니었던 것이 사실이다. 그렇지만 Lindhe 교수님과 그의 제자 Araujo 교수님이 열심히 강의하고 연구하는 데는 의미가 있지 않을까? 그리하여 필자 역시도 2014년 기점으로 ARP에 대해 집중적으로 연구하기 시작하였다. 그리고 세월이 흘러 오늘 바로 이 책에서 우리는 **ARP 2.0**, 즉 iGBR을 논하게 된 것이다.

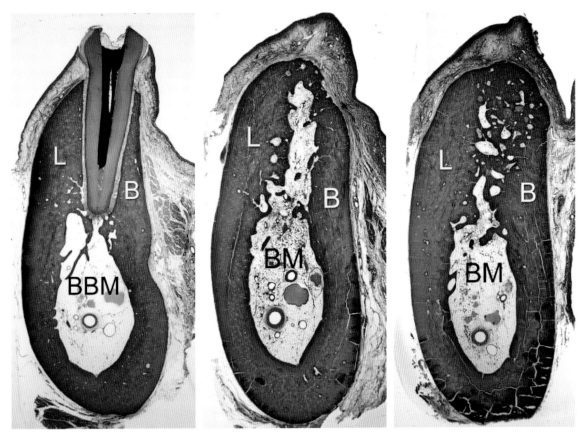

▶■ **2-9** Aruajo 교수님이 본격적으로 발치와의 치유에 대해 시간 연구를 진행했고 이를 조직학적으로 분석하기 시작했다. 그리고 결정적으로 발치와 내부에 발치 즉시 골이식재(당시 Bio-Oss와 Bio-Oss Collagen을 사용)를 충전하여 치조제를 보존하는 치조제 보존술(ARP)을 소개하였다. 좌측은 건강한 치아 주위 조직의 소견이고 가운데는 발치만 진행한 경우, 우측은 Bio-Oss Collagen을 이식한 치조제 보존술 군이다. Ridge preservation with the use of Bio-Oss collagen: A 6-month study in the dog clin. Oral. Impl. Res. 20, 2009/ 433-440

약 10년 전부터 연구자들과 임상가들은 이 치조제 보존술에 대해 언급을 집중적으로 하기 시작했고, 한 때 스위스의 Geistlich 회사에서 Bio-Oss collagen의 판매 때문에 연구를 지원했다는 이야기도 있었지만, Araujo 와 Lindhe라고 하는 유명한 교수님들의 일련의 연구를 통해 치조제 보존술은 빠른 속도로 임상에 널리 알려지기 시작했다. 발치를 하면 치조제의 부피가 줄어드는 것은 이제 이해할 수 있다. 하지만 발치 후 치조제의 흡수를 미리 막겠다는 것이 이 치조제 보존술(Alveolar ridge preservation, ARP) 방법이다. 매력적인 컨셉이 아닐 수 없다. 문제는 첫 번째 **시간(너무 오래 걸린다)**, 그리고 둘째는 보존을 하더라도 **결국은 부피가 줄어든다는** 점이다.

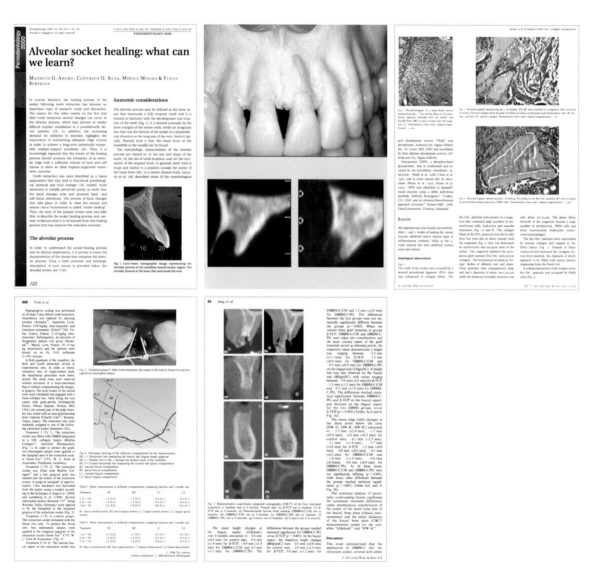

▶🎥 **2-10** 이미 10년의 세월 동안 수많은 논문을 통해 ARP의 이론적 배경이 생물학적인 치유 과정과 실제 임상에서의 효과를 분석함으로써 잘 설명이 되었다. 더 이상 ARP의 효과에 대해서는 반박을 할 수는 없다. 하지만 과연 이것으로 충분한가, 그리고 ARP는 완벽한 술식인가에 대해서는 당연히 답변이 미흡한 상황이 꽤 오래 지속되었다.

Chapter 3

 ## 오픈 힐링(Open healing) 컨셉의 등장

2000년대 초반부터 ARP는 점차 널리 알려지기 시작했고 비록 큰 인기는 없었지만 분명 의미가 있는 하나의 옵션이 되었다. 문제는 이 치조제 보존술 과정 중에 우리는 우리도 모르게 GBR의 관점으로 시행을 하고 있었다는 것인데 그것이 바로 **1차 봉합** 즉 Primary closure이다. 저자도 치조제 보존술이라는 컨셉이 자리를 제대로 잡기도 전에 rhBMP-2에 관한 임상 연구를 시행하면서 발치와에 rhBMP-2가 포함된 골이식재를 충전해서 치조제 보존술을 시행하였다. 지금 다시 그 논문을 찾아보다가 술식을 보고 놀랄 수밖에 없었다(그림 3-1). 어떻게 한 것인지 발치와가 덮여있던 것이다!

치조제 보존술을 하면서 1차 봉합을 얻는다는 것이 쉬운 일이 아니었을 텐데 왜 그렇게 했을까? 그 당시에는 primary closure가 GBR에 있어서 가장 중요한 요소라고 생각했기 때문에 철저한 의무감에 어떻게든 방법을 찾아냈던 것 같다.

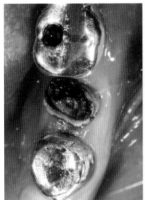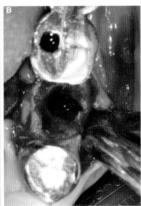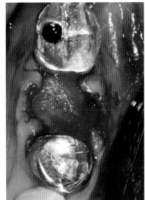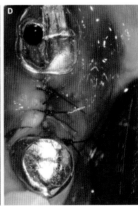

▶️ 3-1 발치와에 rhBMP-2가 포함된 골이식재를 충전하여 치조제 보존의 효과를 보았던 임상연구에 게재된 임상 사진. 10년이 훌쩍 넘은 최근 이 사진을 보고 깜짝 놀랐다. 수직절개를 가하지도 않았는데 어떻게 판막을 당겨서 1차 봉합을 얻었던 것일까? 쉬운 일이 아니었을 텐데. 그 당시에는 골이식을 하면 무조건 덮어야 한다는 강박관념이 있었기에 어떻게든 방법을 찾아냈었던 것 같다. 하지만 지금 생각해 보면 저렇게 끌어당겨 봉합한다는 것이 보통 쉬운 일은 아니다. 그리고 자세히 보면 협측의 점막이 치조정 정상 부위까지 끌려온 것을 볼 수 있다. 결코 이상적인 환경은 아니다. Effect of rhBMP-2/DBM Gel in Alveolar Ridge Preservation. J oral Maxillofac Surg 2014

전통적인 GBR에서는 당연히 아래의 **PASS 원칙**이 중요하다고 여겨졌지만 이제 필자는 꼭 그렇게 생각하지는 않는다. 얼마 전 Araujo 교수님과 온라인상에서 함께 강의를 하는 기회를 얻었던 적이 있는데 당시 함께 대화를 하면서도 얻은 공통된 결론이지만, PASS에서 **P** (primary closure)보다는 마지막 **S** (stability of wound)가 가장 중요한 것으로 고려되어야 할 것이라 한다. 연조직이건 경조직이건 고정이야 말고 좋은 치유로 이어지는 핵심적인 요소이다.

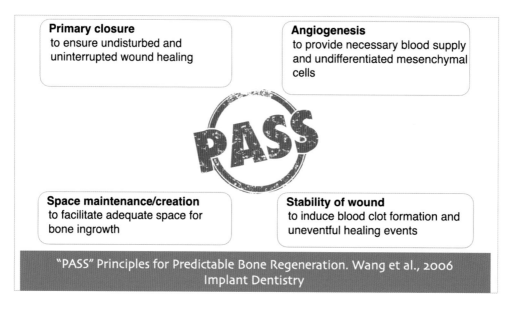

▶️ 3-2 Hom-Lay Wang 교수님의 PASS 원칙. Primary closure (1차 봉합), angiogenesis (혈관화), Space maintenance (공간 유지), Stability (고정/안정) 이 네 가지의 앞글자를 딴 원칙으로 GBR에서 중요한 요소들이다.

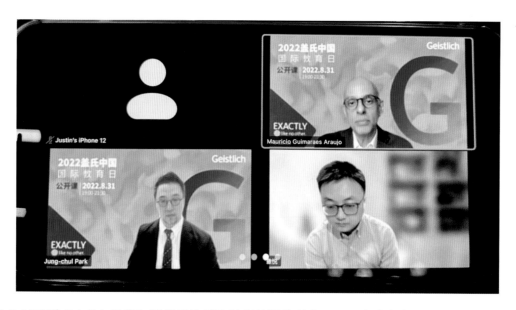

▶️ 3-3 2022년 Geistlich 주최로 1만여 명의 중국 치과의사들을 상대로 iGBR에 대해 강의를 하고 Araujo 교수님과 대담을 한 적이 있다. 이때 골 치유에서 제일 중요한 것이 무엇인가를 물어본 청중의 질문에 우리 모두 *stability*가 제일 중요하다는 결론을 내린바 있다.

3-1. 비슷하지만 전혀 다른 오픈 멤브레인 테크닉
(Open membrane technique)

그래서 치조제 보존술 후에도 필자는 primary closure를 하지 않고 이제 상처를 열어서 치유하는 방법을 시행하고 있는데, 주의해야 할 점이 있다. 오른쪽은 몇몇 임상가들이 홍보하고 있는 **오픈 멤브레인 테크닉**이고 왼쪽은 필자가 추천하고 있는 **오픈 힐링 테크닉**이다. 이 두 가지 방법은 전혀 다른 방식이고 '절대' 헷갈리지 않았으면 좋겠다. 필자의 오픈 힐링 테크닉을 보고 오픈 멤브레인 테크닉이라고 부르는 사람이 있는데 그것은 잘못된 표현이라고 생각한다. 오픈 멤브레인 테크닉은 말 그대로 멤브레인을 이식하는 것이다. 이 멤브레인은 수술한 날도 멤브레인이고 일주일 뒤에도 멤브레인이며 한 달 뒤에도 멤브레인이다. 왜냐하면 녹지 않는 비흡수성 막이기 때문이다. 어떤 의미에서는 이물질(foreign body)이라고 보아도 무방할 것 같다. 반면에 왼쪽의 오픈 힐링 테크닉은 흡수성 콜라겐 막을 사용하기 때문에 오늘은 멤브레인이지만 바로 이식된 이후부터 환자의 혈액과 혈관이 들어오면서 환자의 연조직으로 치환 또는 함입이 되기 시작하기 때문에 다음 주에 환자가 내원했을 때에는 더 이상 멤브레인이 아닌 환자의 연조직의 일부라고 보아야 하는 것이고 따라서 오픈 멤브레인 테크닉이 아닌 오픈 힐링 테크닉으로 보아야 한다[Zitzmann 교수님은 이러한 현상을 **함입(incorporation)**이라고 부르는데 필자 역시 이 표현을 좋아한다. 학생들로 치면 편입이랑 비슷한 개념이다. 어제까지는 우리반 학생이 아니었지만 오늘부터는 우리 반 학생이 되어가는 것이다].

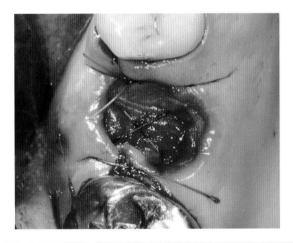 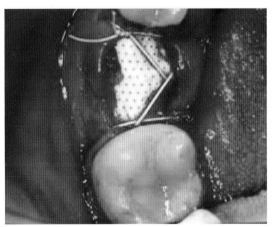

오픈 힐링 테크닉 (open healing technique)	오픈 멤브레인 테크닉 (open membrane technique)
흡수성 콜라겐 차폐막을 사용함	비흡수성 차폐막을 사용함

▶◀ **3-4** 오픈 힐링 유사품을 주의해야 한다. 흡수성 콜라겐 막을 사용하는 오픈 힐링과 달리 오픈 멤브레인 테크닉은 비흡수성 막을 이용한다. 오늘도 이물질이고 한 달 뒤에도 이물질이다. 필자는 개인적으로 이러한 테크닉을 별로 선호하지 않는다.

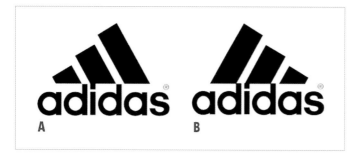

▶️ 3-5 비슷한 것 같지만 서로 다른 컨셉이다. 두 개 그림 중 진품은 무엇일까? 우리는 오픈 멤브레인 테크닉이 임상적으로 얼마나 많은 문제를 야기하는지 잘 알고 있다.

필자는 왜 오픈 멤브레인 테크닉을 좋아하지 않을까? 한 가지 증례를 보자. 예전에 필자가 시행했던 임상 수술인데 환자의 뼈가 너무 얇아 뼈 이식을 진행하고 그 부분에 비흡수성 막을 사용했다. 다들 잘 아시는 고어텍스 차폐막(e-PTFE)이다.

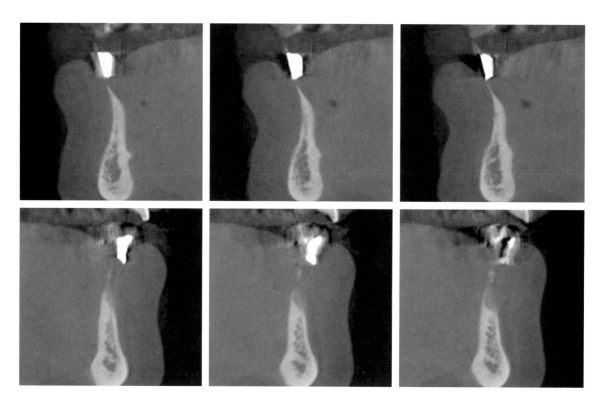

▶️ 3-6 술 전 CBCT paraxial 모습이다.

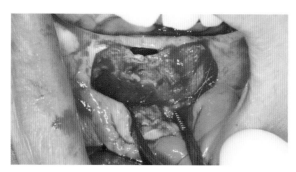

▶️ 3-7 판막을 열고 살펴보니 골이 심각하게 부족하다.

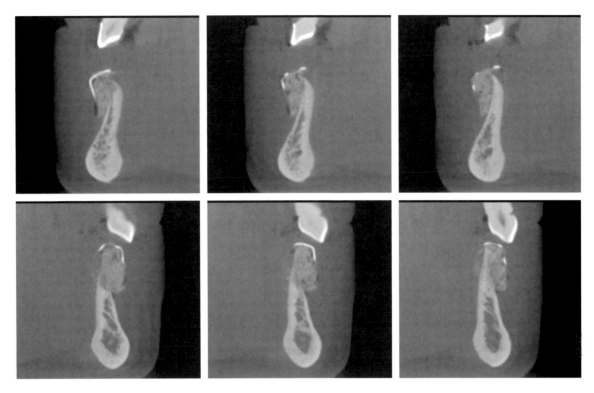

▶ **3-8** 고어텍스 차폐막을 잘 적용하였고 이식재도 잘 들어간 것으로 확인된다.

뼈이식은 잘 되었지만 문제는 환자가 수술 후 내원을 하지 않았다는 것이다. 심지어는 실밥도 빼러 오지 않았다. 시골에서 농사를 짓느라 도저히 내원할 시간이 없다며 오지 않았다.

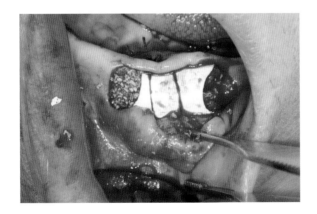

▶ **3-9 수술 직후 임상 소견.** Bio-Oss를 사용하고 고어텍스 차폐막 위로 horizontal internal mattress suture (membrane holding suture)를 시행하였다.

약 4개월 뒤에 "입안에서 깃발 같은 것이 움직인다."라는 주소로 내원을 했는데 독자 분들도 짐작할 수 있듯이 이 부분에서 막이 노출이 되어 너덜너덜한 상황으로 왔다. 열어 보니 당연히 감염이 심하게 되어 있었고, 필자가 넣었던 뼈는 거의 사라지고 없었다. 비흡수성 차폐막이 구내에 노출되면 이러한 현상이 생긴다. 비흡수성 막은 고정을 확고히 얻지 않으면 끊임없이 움직이는 자극원으로 기능을 하게 된다. 오픈 멤브레인 테크닉을 하는 경우 많이 간과하는 부분이 이러한 'stability 확보'의 문제이다. 만일 핀이나 스크루를 이용해서 고정을 얻을 수 있다면 그나마 괜찮을 것 같다. 하지만 그렇지 않다면 결과는 아래 사진처럼 될 것이다.

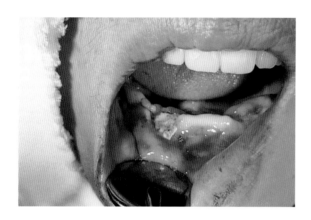

▶◀ **3-10 4개월 뒤 내원 시 소견.** 막 주변으로 심한 염증이 발생하였고 염증성 삼출물이 나오고 있었다.

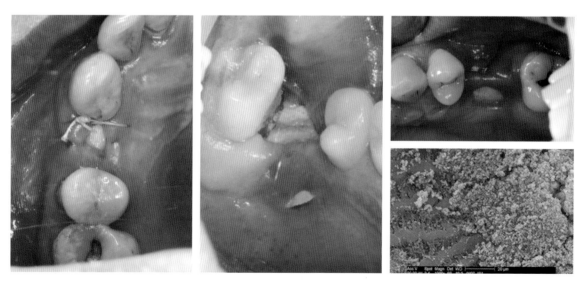

▶◀ **3-11** 고어텍스 차폐막을 주로 사용했던 시절 노출은 일상다반사였고 일단 노출된 부위들은 결국은 염증과 골재생 실패로 이어지곤 했다.

PTFE 차폐막을 넓혀서 만든 e-PTFE는 특히 구강 내에서 노출되게 되면 세균보다 구멍의 크기가 크기 때문에 세균들이 잘 들어가서 감염을 야기했다. 특히 노출된 부위가 중요한데 차폐막의 중앙 부위가 노출이 된 경우에는 감염에 어느 정도 버틸 수 있지만 차폐막의 변연 부위가 노출된 경우에는 차폐막 하방으로 염증과 연조직이 순식간에 밀고 들어가면서 엄청난 재앙을 야기하곤 했다. 그래서 사용하기에 몹시 두려운 존재였다. 막이 노출되면 어떤 결과가 발생하는지를 논문에서 정리한 수치가 있다.

	Change in Alveolar Bone Height (ABH) Adjacent to Implants Treated With GBR Procedure—Meta-Analysis of Exposed Versus Submerged Sites					
	Exposed Sites (E)			Submerged Sites (S)		
Reference	N	Mean Δ ABH (mm ± SE)		N	Mean Δ ABH (mm ± SE)	P Value*
Gher	27	-0.21 ± 0.56		16	1.95 ± 0.55	0.0079
Nowzari	9	2.00 ± 0.77		8	4.04 ± 0.53	0.0249
Wmean	36	0.56 ± 0.45		24	3.01 ± 0.38	0.0019†

* 1-tailed Student t test.
† Fisher's combined P statistics.

▶️ **3-12** 노출된 부위의 골재생은 통계적으로 유의성 있게 감소했고 그 재생의 양은 노출되지 않은 경우 대비 1/6로 감소하는 것을 알 수 있다. The effect of membrane exposure on the outcome of regenerative procedures in humans: a meta-analysis. Machtei. JOP 2001 72(4) 512-516

이스라엘 Machtei 교수님 연구에 따르면 일단 비흡수성 막이 노출되는 경우에는 골 재생의 양이 1/6로 떨어지는 것을 알 수 있다. 조작도 어렵고 가격도 비싼 데다가 노출이 되면 결과가 좋지도 않으니 임상가들은 고어텍스 사용에 두려움을 가질 수밖에 없다. 고어텍스 차폐막과 같은 e-PTFE가 이렇게 부정적인 결과를 종종 낳다 보니 임상가들은 좀 더 노출되어도 안전한 제품을 원하기 시작했고, 그래서 1993년에 등장한 것이 **dense-PTFE (d-PTFE) 차폐막**이며 우리에게는 Cytoplast라고 하는 제품명으로 널리 알려져 있다. 회사에서는 차폐막 pore의 크기가 세균의 크기보다 작기 때문에 세균이 달라붙을 수 없고 염증에 강하여 의도적으로 노출해도 된다고 이야기하고 있다.

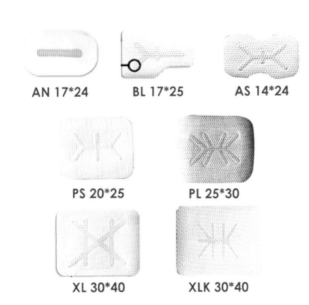

AN 17*24 BL 17*25 AS 14*24
PS 20*25 PL 25*30
XL 30*40 XLK 30*40

▶️ **3-13** e-PTFE 대신 새롭게 등장한 d-PTFE는 회사의 말에 따르자면 노출이 되어도 괜찮다고 한다. 그렇지만 의도적으로 노출하라고 하지는 않았을 것 같은데 임상가들은 용감하게 노출을 시키기 시작하였다.

실제 많은 연구들을 찾아보면 오픈 멤브레인 테크닉이라는 이름으로 많은 연자들이 d-PTFE, 즉 Cytoplast를 이용해 GBR 내지는 치조제 보존술을 시행하는 것을 볼 수 있다. 문제는 치주를 전공한 입장에서는 이 방식의 치유가 별로 만족스럽지 않다는 것이다. 아래 논문들을 살펴보면 모두 ARP, 치조제 보존술에서 오픈 멤브레인 테크닉을 사용한 사진을 보여주고 있다. 4주에서 6주 경과 후 막을 제거하면 내면에 glossy한 반짝이는 조직이 보이는데 이 부분은 곧 각화치은으로 치유가 된다고 한다. 이렇게 손쉽게 골재생을 도울 수 있다고 하니 좋은 방식임에는 분명하다. 하지만 문제는 이 4주에서 6주간의 치유 기간 동안 과연 구강 내에서 얼마나 아름답지 못한 상황이 펼쳐질지, 그리고 환자는 이를 보며 얼마나 불안해할지이다.

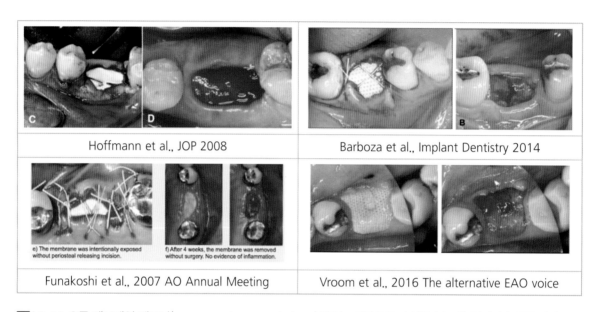

▶️ **3-14** 오픈 멤브레인 테크닉(open membrane technique)이라는 이름으로 술식을 보고한 일련의 논문들이다.

한 논문을 예로 한번 들어보겠다. 2007년도의 논문이다. 발치 즉시 임플란트를 시행한 후 골이식을 한 뒤 Cytoplast로 피개한 오픈 멤브레인 테크닉의 증례이다. 자세히 보면 6주 뒤에 막을 제거하였고 4개월이 지나면 두툼하게 연조직으로 재생이 될 수 있다고 논문에서 이야기하고 있다. 최종 결과물만 보면 매우 좋아 보인다. 하지만 중간 과정의 사진이 논문에 실려 있었다.

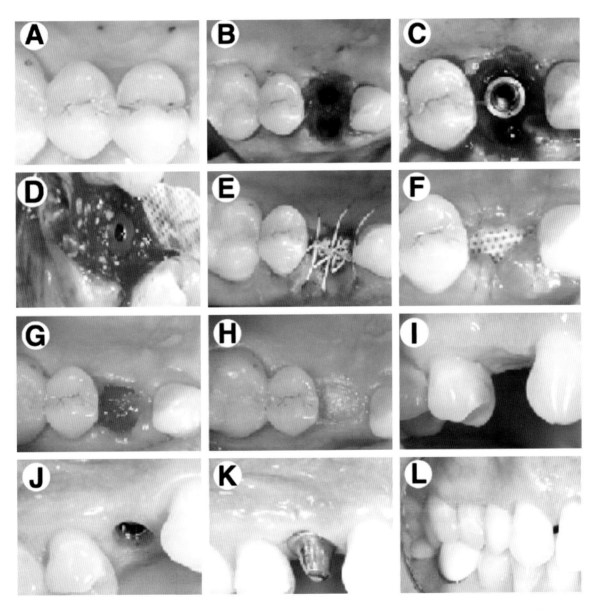

▶◀ 3-15 오픈 멤브레인 테크닉으로 발치 즉시 임플란트를 한 증례. Barber et al., JOMS 65:748-752,2007

사진을 보니 차폐막 주변으로 빨갛게 염증이 만들어지고 있었고, 이미 막에는 수많은 치태가 끼어 있었다. 그리고 막에 변연 부분이 떠 있어서 하방으로 심한 염증이 타고 들어갔을 것으로 의심된다. 4주 뒤에 막을 제거했고, 하방에는 염증성 육아 조직이 관찰된다. 놀랍게도 저자들은 이 조직이 골이 될, 골과 유사한 조직이라고 이야기하고 있지만 우리는 모두 안다. 이 조직은 결코 골이 아니라 염증성 조직이라는 것을. 다행히도 충분히 시간을 두고 기다리면 이 부분도 각화치은으로 치유가 되지만 환자의 입장에서 한 달이 넘는 기간 동안 심각한 염증과 악취, 그리고 두려움 속에서 산다는 점이 마음이 편한 치료 방법은 아닌 것 같다.

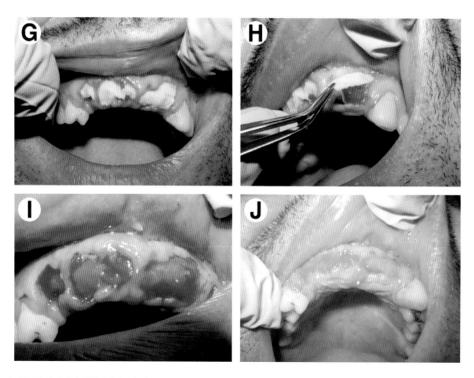

▶◀ **3-16** 논문 중간에 등장한 임상 사진. Barber et al., JOMS 65:748-752,2007

3-2. 환자 친화적인 오픈 힐링 테크닉(open healing technique)은?

그런 점에서 필자는 **오픈 멤브레인 테크닉**보다는 **오픈 힐링 테크닉**을 더 선호하고 있다. 좀 더 자연 친화적이며 인위적이지 않기 때문이다. 그리고 사실 오픈 힐링 테크닉에 대해서는 벌써 20년 가까운 경험이 있기에 자신도 있다. 치주인이라면 누구나 오픈 힐링에 대해서는 경험이 있을 것이다. 바로 **치근 피개술** 때문이다.

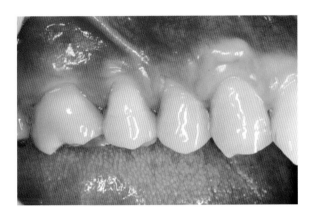

▶◀ **3-17 치근 피개술을 위해 내원하신 환자.** #14,15 치경부의 경미한 퇴축을 덮고 싶어 했다.

이 환자는 치은 퇴축 부분의 치아가 시리다는 주소로 내원하였고, 치근 피개술을 원하여 수술을 진행하였다.

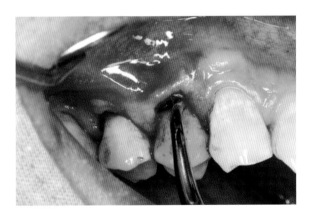

▶◀ **3-18** Orban knife를 이용해서 터널을 형성하였다.

통법에 따라 tunneling technique으로 박리를 하였고 판막의 relief를 확실히 시행한 뒤에 구개측에서 connective tissue graft를 시행하였다.

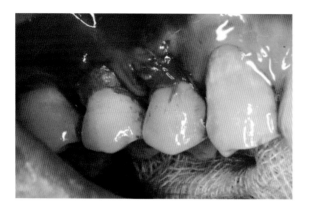

▶ **3-19 결체 조직 이식 후 봉합 소견.** 워낙 많은 결체조직을 이식하다 보니 터널 밖으로 부분적으로 빠져나왔다.

구개측에서 결체 조직을 채득하여 이식하였다. 이때 결체 조직의 크기가 커서 overfilling 되었고 약간 바깥쪽으로 빠져나온 것이 관찰되었다. 하지만 오픈 힐링으로 잘 아물 것이라고 생각하고 마무리했다.

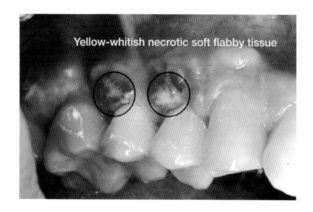

▶ **3-20 열흘 뒤 소견.** 오픈 힐링 부위에 yellowish-whitish necrotic soft flabby tissue가 만들어져 있다. 기다려준다면 필히 각화치은이 될 부분이다. 단, 기계적 자극이 가면 안 된다.

열흘 뒤에 실밥을 제거하기 위해 환자가 내원하였다. 이때의 치유가 매우 중요하다. 임상적으로, 조직학적으로 이러한 치유를 정의한 개념이 없기 때문에 필자는 필자의 마음대로 죽은 듯 산 듯한 노르스름하고 하얀 괴사성 조직이라는 이름으로 "yellow-whitish necrotic soft flabby tissue"라 부르고 있다. 아주 긴 이름이지만 그만큼 이 조직은 복잡한 성질을 갖고 있다. 많은 선생님들은 이러한 치유 조직을 보며 하얗거나 노란 부분이 괴사가 되어가는 부분이라 이 수술은 실패라 말한다. 하지만 유리컵 속에 맥주가 절반이 있는지 절반 밖에 없는지, 아니면 절반씩이나 있는지의 관점의 차이처럼 이 경우도 하얀색, 노란색 부분은 분명 혈액을 받지 못해 괴사 되어 가는 부분이긴 하지만 이와 동시에 핑크색으로 되어 있는 부분은 좋은 혈관 공급을 받아 연조직의 치유가 시작되는 곳이다. 열흘 만에 이렇게 빠른 치유를 보일 수 있다는 것은 오히려 매우 긍정적이다.

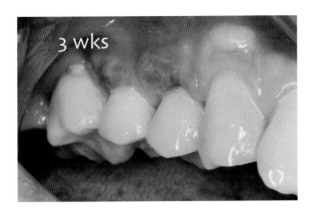

▶️ **3-21** 2주 뒤에 다시 리콜을 하였다. 훨씬 좋은 치유를 보이고 있다.

3주 동안 환자에게 이 부분을 절대 건드리지 말라고 교육했고, 잘 관리한 덕분에 2주가 더 지나 총 3주 뒤의 치유 결과이다. 훨씬 더 많은 부분이 핑크색으로 되어 있고, 즉 환자의 오픈 힐링되었던 연조직이 각화치은으로 재생이 일어나고 있다는 것을 알 수 있다.

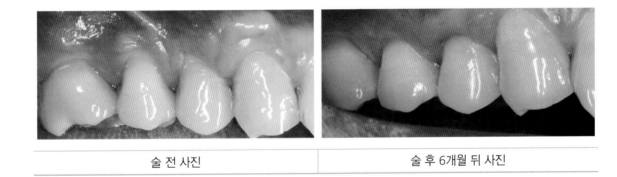

술 전 사진	술 후 6개월 뒤 사진

▶️ **3-22** **6개월 뒤의 임상 결과.** 수직적으로도 개선되었고 두께 면에서도 상당히 두껍게 각화치은이 재생되었다.

6개월 뒤의 소견이다. 술 전과 술 후를 비교해 보면 아주 양호한 치유로 재생이 된 것을 볼 수 있다. 오픈 힐링은 치주과를 전공한 사람들이 흔히 겪는 치유 결과로 환자가 자극만 주지 않는다면 반드시 혈관화를 거쳐 좋은 치유로 이어지게 된다. 다만 환자들 중에는 수술 부위를 자꾸 만지거나 칫솔질을 해버리는 경우가 있는데 그렇게 되면 오픈 힐링 부위는 **베이비 티슈(baby tissue)**라 금방 손상되니 결코 기계적 자극이 가지 않도록 강조해야 한다. 심지어는 가글도 세게 하면 안 된다. 가끔 태풍처럼 격렬한 가글을 하시는 가글러들이 계시는데 절대 그런 일은 있으면 안 되겠다.

3-3. iGBR에서도 오픈 힐링이 되나요?

자, 이제 오픈 힐링에 대한 마음의 위안을 좀 얻었다면, 한번 다음 단계로 넘어가 보자. 치근 피개술에서도 좋은 결과를 보였던 오픈 힐링은 iGBR 시에도 역시 유사한 결과를 갖게 된다. 2011년도의 연구에 따르면 구치부에서 발치를 하고 치조제 보존술을 한 뒤에 흡수성 콜라겐 멤브레인으로 덮어주었다. 당연히 판막을 거상하지 않고 최소한의 조작으로 치유를 시켰는데 놀랍게도 4개월 뒤에 발치와의 크기만큼의 아주 두껍고 좋은 각화치은이 재생된 것을 볼 수 있다. Free gingival graft 즉 FGG를 해서 이렇게 좋고 두껍고 견고한 연조직을 재생할 수 있는 술자가 또 있을까? 아마 쉽지 않을 것이다. 하지만 3 내지 4개월의 시간 동안 환자는 스스로 이렇게 좋은 조직을 만들어 온 것이다. 이것이 자연의 힘이다. 굳이 우리가 무언가 하려고 하면 할수록 그 치유는 오히려 더 저해되는 것일 수도 있다.

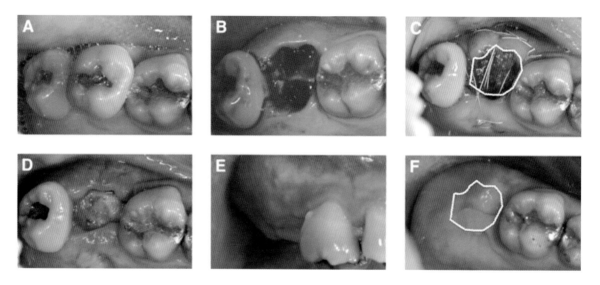

📹◀ **3-23 치조제 보존술(여기서는 iGBR이라고 보기에는 어려운 수준의 ARP였다)을 오픈 힐링 방식으로 시행한 논문.** 대조군을 정하여 하나는 예전 방식으로 판막을 열고 당겨서 1차 봉합을 덮어주었고 실험군은 콜라겐 멤브레인으로 오픈 힐링을 해주었다. 결과는 당연히 오픈 힐링의 승리! Ridge preservation using a composite bone graft and a bioabsorbable membrane with and without primary wound closure: a comparative clinical trial. Engler-Hamm et al., JOP 2011

Summary of Clinical Variables Over Time by Treatment Group (N sites = 12)*

Variable	Test		Control		P Value
	Mean	SD	Mean	SD	
PD	27	-0.21 ± 0.56	16	1.95 ± 0.55	0.0079
Baseline	3.17	1.12	3.25	1.06	0.586
6 months	2.58	0.9	2.5	0.91	0.795
Difference	-0.25	0.87	-0.42	1.09	0.586
P Value	0.012		0.012		
KM (facial)					
Baseline	4.75	2.76	4.46	2.66	0.616
6 months	3.29	2.75	0.42	0.67	<0.001
Difference	1.54	0.45	4.04	2.30	0.003
P Value	<0.001		<0.001		
Shift of MGJ	-1.21	0.94	-3.83	2.68	0.002
Bone width					
Baseline	12.00	2.77	11.29	2.17	0.192
6 months	8.58	2.99	8.17	2.98	0.411
Difference	3.42	1.46	3.00	2.56	0.664
P Value	<0.001		0.002		
Percent	29.7	14	26.6	22.1	
Bone fill					
Baseline	21.46	2.78	21.38	3.03	0.098
6 months	14.25	2.37	13.58	2.74	0.177
Difference	7.21	1.16	7.79	3.04	0.256
P Value	<0.001		0.144		
Discomfort †	2	1.25, 3.00	4	3.00, 4.75	0.002

▶️ **3-24** Engler Hamm 논문의 결과이다. MGJ의 변위가 훨씬 적었다. 당연히 판막을 거상하지 않았으니 바뀔 이유가 없다. 그리고 판막 거상과 변위를 안 시켰으니 환자의 통증도 훨씬 적을 수밖에 없다. 오픈 힐링은 생각만 해도 마음이 따듯해진다. 힐링이다. 환자도 편하고 술자도 편하다.

논문의 데이터를 살펴보면 당연히 오픈 힐링된 만큼 각화치은이 늘었기 때문에 각화치은의 양이 더 증가된 것으로 보고되었고, 가장 중요한 것은 환자의 불편감이 통계적 유의성을 가질 정도로 적었다는 것이다. 즉 판막을 거상하고 전진시켜 primary closure를 얻으려는 노력이 없었기 때문에 환자들이 아주 편하게 수술을 받을 수 있었다는 것이다. 이 시기가 아마도 오픈 힐링에 대한 전 세계적 관심이 생겼던 시기였을까? 학계에서는 비슷한 컨셉의 임상 연구들이 쏟아져 나오기 시작했다. 다만 표현은 서로 다르다.

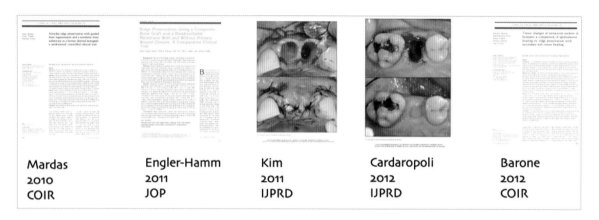

Mardas	Engler-Hamm	Kim	Cardaropoli	Barone
2010	2011	2011	2012	2012
COIR	JOP	IJPRD	IJPRD	COIR

▶️ 3-25 오픈 힐링 치조제 보존술에 대한 일련의 연구들. 비슷한 시기에 비슷한 논문들이 쏟아져 나왔다.

이후에 일련의 연구를 통해 전 세계에서는 동시 다발적으로 흡수성 콜라겐 막을 이용한 오픈 힐링 치조제 보존술이 등장하기 시작했고, 이것은 '의도적 2차 치유', '2차 치유', '1차 봉합이 없는' 등등의 다른 표현으로 언급되었지만 결국에 우리는 이것이 오픈 힐링 치조제 보존술임을 잘 알고 있다(그리고 이제는 오픈 힐링 iGBR의 시대로 넘어가게 된다. 곧 설명하겠다).

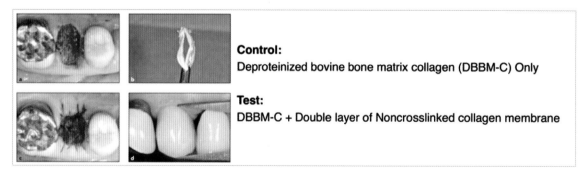

Control:
Deproteinized bovine bone matrix collagen (DBBM-C) Only

Test:
DBBM-C + Double layer of Noncrosslinked collagen membrane

▶️ 3-26 이중 주목해야 할 Rocuzzo 교수님의 논문. Rocuzzo et al., Long-Term Stability of Soft Tissues Following Alveolar Ridge Preservation: 10-Year Results of a Prospective Study Around Nonsubmerged Implants Int J Periodontics Restorative Dent 2014;34:795-804

내한하시어 많은 발표를 하셨던 Rocuzzo 교수님 논문을 주목해야 한다. 이분은 2014년도에 현재 필자가 진행하고 있는 술식과 동일한 방법으로 콜라겐 이식재(Geistlich, Bio-Oss Collagen)를 사용하고 그 위에 콜라겐 멤브레인 (Geisthlich, Bio-Gide)를 이용해 치조제 보존술을 시행한 뒤 임플란트를 4개월 후 심고 그 결과를 10년 동안 관찰한 결과를 발표하였다. 즉 이분은 이미 2000년대 초반부터 이러한 술식을 진행했다는 뜻이다. 정말 빠른 시기에 이러한 컨셉을 시작했다는 것이 정말 놀랍다. 선각자(먼저 깨달은 자)라는 표현이 걸맞은 대목이다. Rocuzzo 교수님의 논문 덕분에 우리는 이 방식이 이미 20년이 넘은 치료 방식이라 이야기 할 수 있게 되었고 그 안정성을 충분히 믿을 수 있다고 생각이 든다.

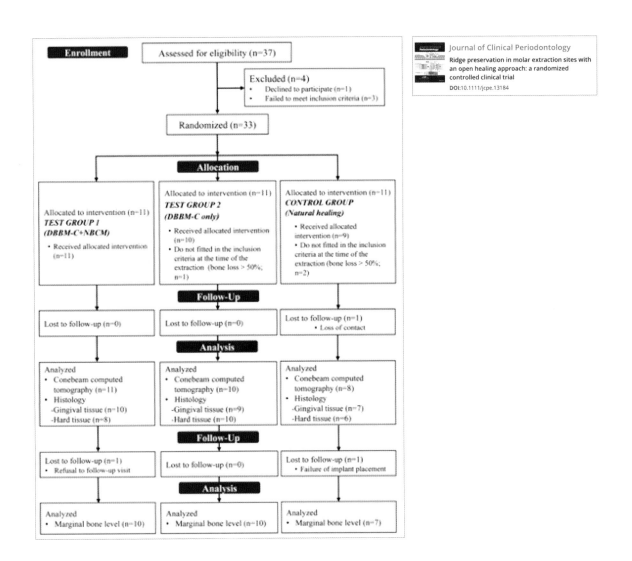

▶ 3-27 필자가 2015년부터 진행하여 무려 3년의 시간을 거쳐 공들인 임상 연구. 2019년 Journal of Clinical Periodontology에 발표되었다.

필자도 역시 대학에 있었을 때 임상 연구를 반복적으로 진행함으로써 오픈 힐링 치조제 보존술이 과연 의미가 있는 것인지, 그리고 예지성이 높은 것인지를 평가한 바가 있다. 이 연구는 JCP (Journal of clinical periodontology)이라고 하는 치주 분야에서는 권위 있는 저널에 발행되었고, 그해에 탑 10%로 다운로드가 많이 된 논문에 선정된 바 있다.

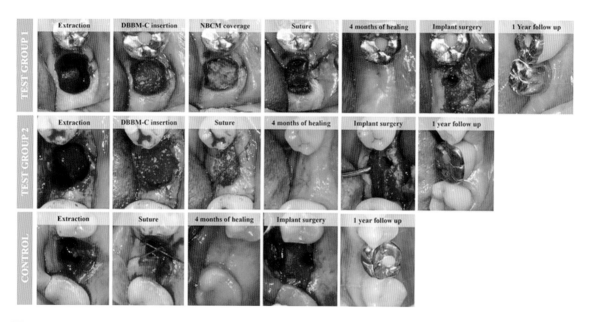

▶️📹 3-28 당시 군은 총 3개였다. 실험군1은 대구치 발치 후 Bio-Oss Collagen + Bio-Gide를 충전하였고, 실험군2는 Bio-Oss Collagen만 넣고 아무런 차폐막을 덮지 않았다(그럼에도 불구하고 잘 아물었다! 다만 상부의 골소실이 꽤 있었다). 마지막으로 대조군은 발치만 하고 아무것도 하지 않은 군이었다.

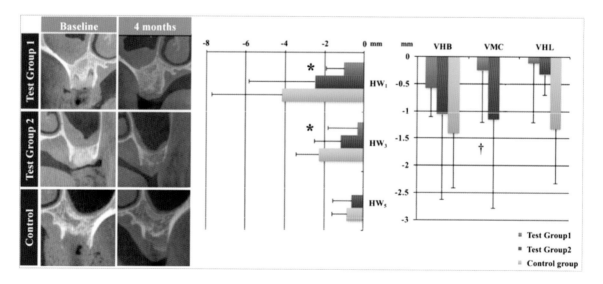

▶️📹 3-29 논문의 결과. 그림에서도 보듯이 대조군에서는 가장 많은 수직, 수평적 골흡수가 관찰되었다. 연구색 그룹이다. 가장 적은 골 흡수, 골 수축은 실험군1에서 관찰되었다. Ridge preservation in molar extraction sites with an open-healing approach: A randomized controlled clinical trial. J Clin Periodontol 2019 Nov;46(11):1144-1154extraction sites with an open-healing approach: A randomized controlled clinical trial. J Clin Periodontol 2019 Nov;46(11):1144-1154

예전의 연구들과는 다르게 필자의 연구진은 소구치나 전치가 아닌 대구치의 발치와 (훨씬 넓다)에 콜라겐 이식재를 넣고 흡수성 콜라겐 멤브레인을 덮은 뒤 오픈 힐링을 시킨 군과 흡수성 콜라겐 멤브레인을 아예 사용하지 않고 오픈 힐링 시킨 군, 그리고 발치 후 아무것도 하지 않은 대조군을 비교하여 방사선학적, 조직학적 분석을 하였다. 연구 결과 콜라겐 멤브레인을 이용해 오픈 힐링으로 피개해 준 경우 더욱더 수평, 수직적으로 발치 후 치조제가 많이 보존이 된다는 것을 알 수 있었다.

필자의 연구와 비슷한 시기에 Zurich 대학의 Jung 교수님, 그리고 Hämmerle 교수님도 비슷한 연구를 진행하였고 유사한 결과를 보고한 바가 있다(Combined use of xenogeneic bone substitute material covered with a native bilayer collagen membrane for alveolar ridge preservation: A randomized controlled clinical trial Clin Oral Implants Res 2018 May;29(5):522−529). 차이점은 한국인이 아닌 중국인을 상대로 했다는 것이며 수처의 방법이 crossed horizontal internal mattress suture였다는 점일 뿐 대구치 발치와를 대상으로 하고 사용한 재료까지도 동일하였다. 결국 전 세계의 임상가들은 동시다발적으로 오픈 힐링이야말로 치조제 보존술에서 사용될 수 있는 매우 편리하고 간단한 방법이라는 것을 암묵적으로 동의를 한 것이다. 자, 이제 오픈 힐링 ARP는 이론적 타당성을 가지고 전 세계적으로 동의한 술식임이 확인되었다. 필자는 여기서 한 단계 더 점프업을 했다. 바로 다음에 소개할 iGBR이다.

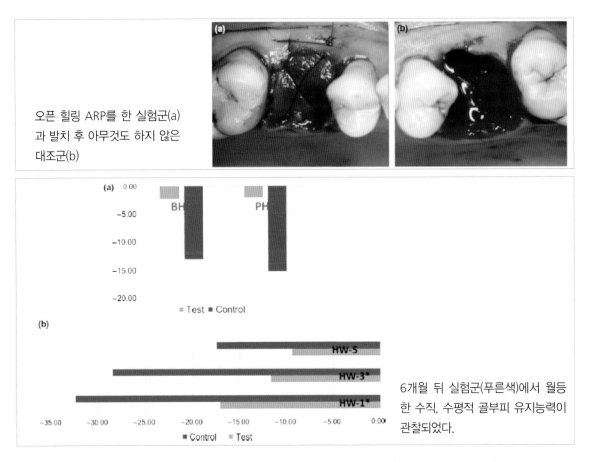

오픈 힐링 ARP를 한 실험군(a)과 발치 후 아무것도 하지 않은 대조군(b)

6개월 뒤 실험군(푸른색)에서 월등한 수직, 수평적 골부피 유지능력이 관찰되었다.

▶◀ 3-30 Jung 교수님의 논문에서도 역시 치조제보존술을 오픈 힐링으로 한 경우 대조군 대비 양호한 치조제 보존 결과를 관찰할 수 있었다.

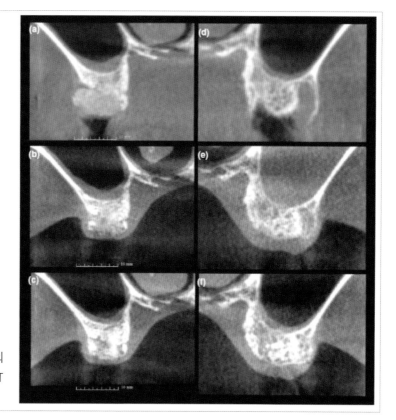

실험군(좌측열)과 대조군(우측열)의 발치 직후, 3개월, 6개월 뒤 CBCT 소견

▶◀ **3-31** 필자의 연구에서는 조직학적 분석까지도 시행했지만 이 연구에서는 CBCT의 분석만 시행하였다. 그리고 한국 스타일로 4개월 뒤 임플란트를 심었지만 이 연구는 6개월까지 결과를 관찰하였다.

3-4. 오픈 힐링 치유 양상

지금까지 오픈 힐링에 대해 이론적인 부분을 설명하였다. 하지만 머리로는 이해가 가지만 실제 임상에서는 이런 부분을 어떻게 대처하고 평가해야 할지 쉽지는 않을 것이다. 학부 과정에서 배운 적도 없고 수술에 대한 경험이 많다 하더라도 항상 1차 유합을 얻어왔기에 더더욱 그러할 것이다. 콜라겐 기질을 이용한 오픈 힐링의 치유는 처음 보는 눈에는 뭔가 감염이 된 것 같고 실패한 것 같은 모습으로 보일 수 있다. 하지만 걱정할 필요 없다. 우리 아이들 넘어져서 무릎에 딱지가 생겼다고 뭔가 치유에 큰 문제가 생기거나 실패라고 생각하는 이가 있을까? 오히려 딱지가 생기면 아 잘 아물고 있구나, 시간이 지나면 해결되겠구나 생각하지 않던가. 구강 내에서는 딱지가 생기기는 어렵다. 수분이 많은 공간이라 그렇다. 하지만 오픈 힐링 특유의 노랗고 하얗고 불그스름한 부분이 바로 정상적인 치유 과정에서 보이는 딱지에 해당한다고 이해하면 되겠다. 이렇게 설명해도 여전히 어떤 것이 정상적인 치유인지 모를 듯하여 오픈 힐링의 치유 양상을 여러 증례로 공유하니 참고하면 좋겠다.

다만 그 치유의 양상은 우선 환자의 치유 능력에 따라 분명 달라지는 부분이 있다. **수면 시간이 부족하거나 초기 염증이 심했다거나 계속 자극을 주었을 경우**에 불량한 치유가 있을 수 있다. 또는 **사용한 콜라겐 기질의 성질**에 따라 달라질 수 있다. 필자가 선호하는 Better Graft와 같은 3D 콜라겐 매트릭스의 치유는 얇은 흡수성 콜라겐 멤브레인의 치유와는 전혀 다르다. 따라서 기대되는 치유도 다르니 이 부분을 잘 이해하고 있으면 좋겠다.

다음 증례는 필자가 주로 사용하는 Better Graft를 이용한 치유 양상이다. 이 경우는 약간 혈관화가 느린 치유라고 보아야 한다. 노란 부분이 명확하게 보이고 상피의 이주도 아직은 제대로 시작되지 않았다. 뭔가 치유를 저해하는 요소가 있었다고 보아야 한다. 하지만 결국 3개월이 지나면 아주 두꺼운 각화치은으로 알아서 아물어서 오게 된다. 이것인 오픈 힐링의 매력이다. 인체의 치유 능력이 알아서 잘 해결해 오는 것이다.

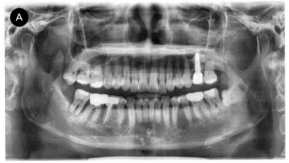 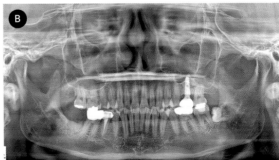

▶◀ **3-32 Better Graft로 치유되는 양상.** 필자가 가장 많이 사용하는 LPG 조합으로 iGBR을 한 후의 치유 양상이다. Better Graft는 3D 콜라겐 매트릭스이다. 오픈 힐링 시 부분적으로 씻겨 내려가는 것처럼 보이지만 사실 빠른 속도로 환자의 연조직에 함입이 되는 재료이므로 기계적인 자극만 가지 않도록 기다려주면 된다.

Ⓐ #47 치주염으로 발치 예정이다.
Ⓑ 발치 후 iGBR을 시행하였다.

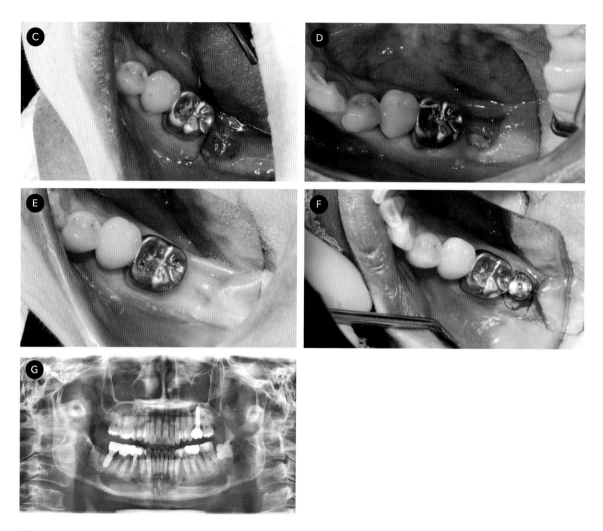

▶ 3-32

ⓒ iGBR 직후의 소견이다. PDRN에 soaking하여 사용했기에 3개월 뒤에 수술 가능할 것이라 기대된다.

ⓓ 12일 뒤 소견이다. 발사 후 소견에서 발치와 내에 희노란 베이비 조직이 관찰된다. 환자들은 이게 혹시 잘못된 것은 아닌지 묻고 술자 스스로도 재료가 다 빠져나온 것은 아닌가 걱정을 하게 되지만 전혀 걱정할 필요 없다. 발치와의 크기가 크거나 결손부가 큰 경우 종종 생기는 치유이며 환자가 수면을 충분히 취하지 않았거나 물양치를 너무 세게(!) 하는 경우에 이런 치유가 특히 많이 발생한다.

ⓔ 3개월 뒤 소견이다. 안정적으로 치유가 잘 이뤄졌고 연조직의 두께도 주변과 동일하게 된 것이 보인다. 다음에 보일 콜라겐 차폐막의 경우와는 달리 연조직의 두께가 빠른 속도로 재생되는 것을 알 수 있다. 이것이 Better Graft와 같은 3D 콜라겐 매트릭스의 장점이다.

ⓕ 임플란트를 심고 paramarginal flap을 통해 각화치은을 더욱 협측으로 몰아주었다. 아주 두툼하게 각화치은이 임플란트를 둘러싼 것을 볼 수 있다.

ⓖ 2달 반 뒤에 보철을 완료하였다. 좋은 위치에 이상적인 각도로 잘 식립이 되었다. 이미 골도 좋고 각화치은도 좋기 때문에 수술이 쉬울 수밖에 없다.

Better Graft 치유에 대해서는 이미 수년째 필자는 임상적, 조직학적 연구를 통해 다양한 경험을 가지고 있다. 이를 토대로 결론적으로 이야기하자면 아래와 같은 증례는 Better Graft가 보이는 가장 이상적인 치유의 소견이다. 혈관화가 빨리 되었고 상피의 이주가 신속하게 진행되었다. 환자의 협조도 좋아서 기계적인 자극도 없었던 부위로 사료된다.

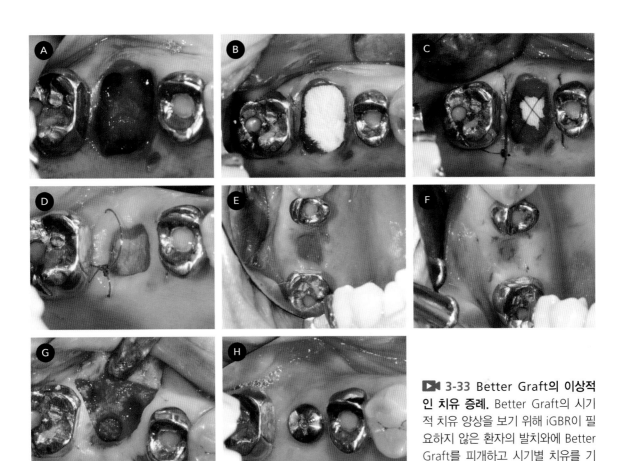

▶️ **3-33 Better Graft의 이상적인 치유 증례.** Better Graft의 시기적 치유 양상을 보기 위해 iGBR이 필요하지 않은 환자의 발치와에 Better Graft를 피개하고 시기별 치유를 기록하였다.

🅐 발치 후 임상 소견

🅑 Better Graft를 발치와 사이즈로 트리밍 후 적용하였다.

🅒 Hidden X 수처로 마무리하였다. 빠른 속도로 혈액이 스며드는 것이 관찰된다.

🅓 10일 뒤 이미 빠른 속도로 치유가 일어나고 있다. 일반적인 발치와의 치유를 생각해 본다면 발치와의 특징적인 연조직 함입 없이 평면적인 치유가 일어나는 것이 눈에 띈다. Better Graft가 혈관화를 제공하는 기질이 되어주고 상피세포가 그 위를 이주하며 빠른 상피화가 가능해지는 것이다.

🅔 1달 뒤 소견. 이미 상피화는 일어났고 하방에 연조직이 조금씩 성숙하며 차오르는 것이 보인다. 아직까지는 붉은색으로 보이지만 이것은 염증이 아니다. 점차 성숙하게 될 베이비 조직이다.

🅕 2달 뒤 소견. 좀 더 치유가 개선되었다. 하지만 아직은 조금 꺼진 부분이 보인다. 대개 3개월 정도가 되면 주변과 평탄한 연조직 형태가 되고 색상도 통일된 모습을 보인다. 콜라겐의 성숙에 시간이 3–4개월 정도 걸린다고 보면 되겠다.

🅖 바로 임플란트를 Flapless로 심을 수도 있었지만 연조직 치유의 조직 소견을 보기 위해 환자 동의하에 조직을 채득하고 판막을 열어 내면도 확인하였다.

🅗 임플란트 식립 후 2달 뒤 아주 튼튼한 각화치은이 형성된 것이 관찰된다. Better Graft 덕분에 두툼한 각화치은이 임플란트 주변에 확보되었다.

3D 콜라겐 매트릭스와 달리 **얇은 콜라겐 막**으로 오픈 힐링을 하게 되면 어떤 모습을 보일까? 콜라겐 멤브레인은 아무래도 Better Graft보다는 훨씬 기계적인 강도가 강하기 때문에 오픈 힐링 시에 좀 더 견고하게 버텨주는 성향이 있다. 만일 결손부 형태가 불량하여 이식재가 흩어져 사라질 것 같은 느낌이 들면 필자는 콜라겐 멤브레인을 사용한다. 다만 그 두께가 아무래도 얇기 때문에 혈관화가 되어 들어갈 공간이 부족하고 따라서 연조직의 두께를 재생하는 데에는 시간이 훨씬 많이 필요하게 된다. 그럼에도 불구하고 바닥에 딱 붙어서 혈관을 공급받을 수 있기에 주변으로부터 혈관화가 안정적으로 잘 들어올 수 있고 중앙 부위는 조금 느리게 서서히 혈관화가 되며 그동안 희노랗고 괴사 되는 듯한 느낌의 조직이 존재하게 된다. 부디 이것이 실패나 감염이나 괴사라고 보지 말고 잘 아물고 있구나 라는 긍정적인 시그널로 이해했으면 좋겠다. 다음 증례가 바로 그런 예이다. 여기서 사용한 멤브레인은 Bio-R이라고 하는 최소한의 cross linking이 되어 있는 돼지 복막 멤브레인이다.

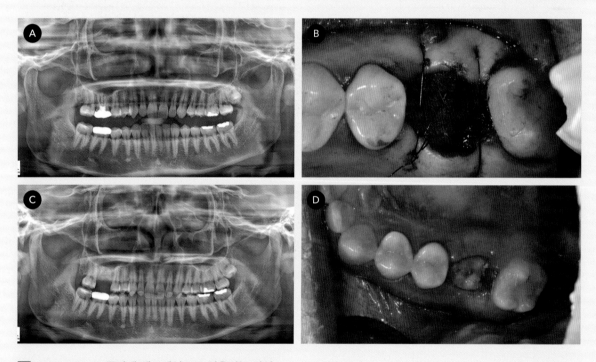

▶️ **3-34 Bio-R 콜라겐 멤브레인으로 치유되는 양상.**

🅐 #16 치아의 근관병소 재발로 발치를 결정하였다.

🅑 발치 후 Lego Graft를 PDRN에 soaking하여 충전하고 Bio-R (알파베러)로 오픈 힐링 시킨 뒤 Hidden X 수처로 마무리하였다.

🅒 파노라마에서 잘 충전된 것이 관찰된다.

🅓 14일 뒤 발사를 위해 내원했다. 희노란 조직은 Bio-R이 부분적으로 흡수되는 모습이 맞다. 하지만 중요하게 보아야 할 부분은 핑크색 조직이다. 콜라겐 막의 일부 부위들이 벌써 혈관화가 되어 좋은 반응을 보이고 있는 것이다.

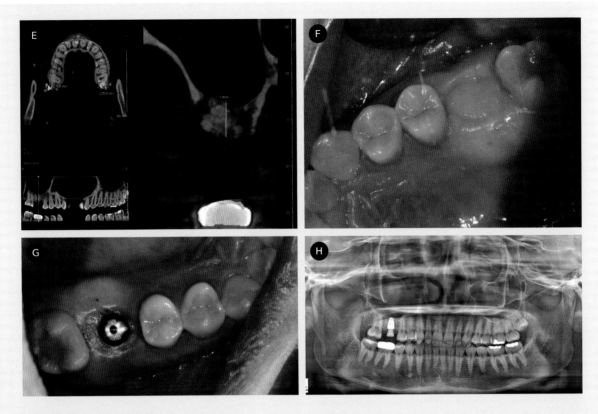

❶ 4개월 후 CBCT 소견이다.

❶ 3개월 뒤에 식립하려 했는데 환자의 사정으로 4개월 뒤에 식립하게 되었다. 아직까지 연조직의 두께가 온전히 올라오지 못하여 발치와 형태가 남아있는 것이 관찰된다. **이런 형태의 치유는 콜라겐 멤브레인(Better Graft와 같은 3D 콜라겐 매트릭스가 아닌 GBR에 사용하는 콜라겐 차폐막)을 사용하는 경우에 흔히 보이는 현상이다.** 결국 시간이 지나면 올라오니 걱정할 필요는 없다. 그래서 필자는 Better Graft를 더 선호한다.

❶ 스트라우만 임플란트를 식립하고 간단하게 마무리하였다.

❶ 임플란트가 아주 이상적으로 잘 식립되어 있다.

물론 오늘 이 책을 쓰게 되기까지 필자는 가장 안정적이고 검증되고 많이 연구가 된 생체 재료를 이용해서 술식을 개발해 왔었다. 그리고 그 중심에는 Geistlich 사의 Bio-Oss / Bio-Oss Collagen 그리고 Bio-Gide가 있다. 아래 증례는 그 두 제품군을 이용해 시행한 오픈 힐링이다. Cross linking이 전혀 되지 않은 천연 콜라겐 막이기에 Bio-Gide는 혈관화가 확실히 빠르다. 안정적으로 봉합만 잘 유지하였다면 아래와 같이 정말 빠른 속도로 연조직에 함입이 되어 들어간다. 하지만 여전히 앞의 증례와 마찬가지로 연조직의 두께를 빨리 늘리는 데에는 한계가 있다.

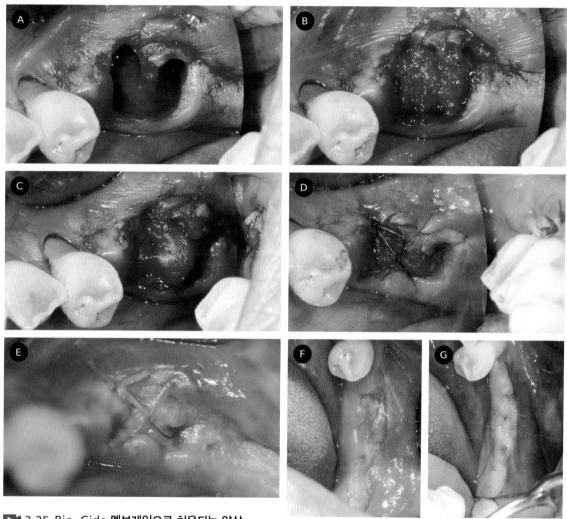

▶️ **3-35 Bio-Gide 멤브레인으로 치유되는 양상.**
얇은 콜라겐 차폐막 (Bio-Gide)을 사용하여 발치 후 iGBR을 한 증례이다.

Ⓐ 발치 후 소견 Ⓑ Bio-Oss Collagen 충전 Ⓒ Bio-Gide 피개 Ⓓ X 수처(당시에는 Hidden X를 사용하지 않았었다.)
Ⓔ 14일 뒤 치유 소견. 노르스름한 조직은 Bio-Gide가 부분적으로 흡수되면서 동시에 혈관화를 통해 환자의 연조직으로 함입되고 있는 부위이다. 필자는 이 조직을 베이비 조직(Baby tissue)라고 부르고 환자에게는 잘 아물고 있으니 1주일만 더 건드리지 않도록 주의하라고 설명하고 있다.
Ⓕ 30일 뒤 소견. 콜라겐 멤브레인의 두께가 얇기 때문에 콜라겐이 차 올라오는데 조금 속도를 걸리지만 그래도 좋은 각화치은이 재생되고 있음이 확인된다.
Ⓖ 4개월 뒤 소견. 발치와 형태를 알아볼 수 없는 좋은 각화치은이 관찰된다.

얇은 콜라겐 멤브레인이 가지고 있는 그 연조직 두께 증강의 한계를 극복할 수 있는 재료가 그래서 Geistlich에서도 출시가 되었다. **뮤코그라프트(Mucograft)**라는 제품이다. 이것은 콜라겐 멤브레인이 아니라 3D 콜라겐 매트릭스이다. 3차원의 공간 속으로 혈관이 자라 들어올 수 있게 도와주고 이를 통해 섬유아세포가 연조직을 만들 수 있도록 도와준다. 오픈 힐링에 사용할 수 있도록 만들어져 있어 편하게 사용이 가능하며 발치와에 적용하기 쉽도록 애초에 동그랗게 잘려서 나와 이름이 '**뮤코그라프트 씰(Mucograft Seal)**'이라고 되어있다. 발치하고 발치와를 딱 밀봉하기 좋도록 8 mm의 직경으로 만들어져 있다. 아래 증례는 Mucograft Seal을 적용하여 오픈 힐링을 한 증례인데 14일 만에 연조직이 얼마나 자라 들어왔는지를 한번 보자.

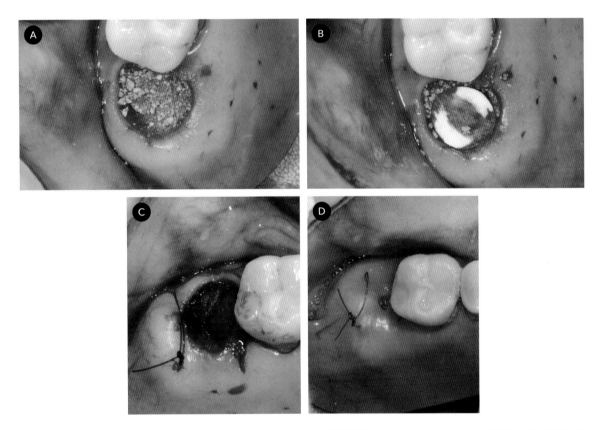

▶️ 3-36 상악 대구치 부위의 크기에 맞도록 8 mm 사이즈로 만들어진 Mucograft Seal로 오픈 힐링 iGBR을 한 증례. 연조직의 치유를 잘 관찰해 보자.

Ⓐ 발치 후 Bio-Oss Collagen을 충전하였다. 골보다 조금 더 높게 과다 충전한 것이 관찰된다. 따라서 이것은 치조제 보존술이 아니라 iGBR, 증강을 위한 골이식임을 여러 차례 강조하고 싶다.

Ⓑ Mucograft Seal로 간단하게 피개하였다. 따로 트리밍을 할 필요가 없다.

Ⓒ Hidden X 수처로 마무리하였다

Ⓓ 10일 뒤 이미 발치와의 많은 부분이 덮여 있는 것이 관찰된다.

3-5. 오픈 힐링의 새로운 트렌드, RST

앞선 내용들은 콜라겐 대체재를 이용하여 **오픈 힐링**을 한 증례들이었다. 하지만 최근에는 새로운 컨셉의 오픈 힐링이 등장하였는데, 최근 많은 임상가들이 좋아하는 RST (reactive soft tissue) 테크닉도 잠깐 소개할까 한다. 아무래도 재료를 조금이라도 아낄 수 있다는 장점 때문인지, 아니면 치유 속도가 빠르다는 점 때문인지 조작은 좀 어렵고 시간도 걸리는 편이지만 학회장에서 이 술식이 공개되면 다들 놀라워하며 사진을 찍는 모습을 많이 보곤 한다. 필자도 종종 케이스가 적합한 경우 시행하고 있다. 다만 환자의 상태에 따라 모든 경우에 적용할 수 있는 것은 아니라서 환자에게 미리 설명하고 들어가거나 할 수 있는 술식은 아니다. 그야말로 그때그때 상황 보면서 진행여부를 결정하는 술식이다.

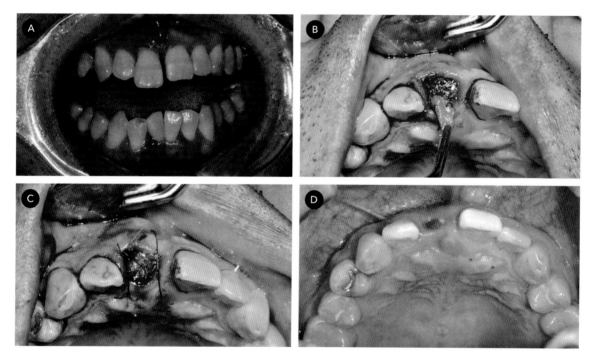

📹 **3-37 RST를 이용하여 치유한 양상.** #11 발치를 주소로 내원하신 환자의 증례이다. 멤브레인을 따로 사용하지 않고 환자의 염증성 조직(RST)을 활용하였다.

Ⓐ #11을 조심스럽게 발치 후 iGBR을 시행한다.
Ⓑ 발치와 내부로 꽤 많은 염증성 연조직 함입이 관찰되어 조심스레 절개 한 뒤 RST를 활용하는 방식으로 마무리하였다. 골은 Lego Graft를 사용하였다.
Ⓒ 봉합은 Hidden X 수처이다.
Ⓓ 8일 만에 연조직이 꽤 빠른 속도로 치유가 되어 내원했다. 확실히 새롭게 만들어야 할 연조직의 양이 줄어들기에 치유가 빠를 수밖에 없다.

참고로 오픈 힐링에 대한 불신이 있는 분들은 RST (reactive soft tissue), 또는 IRST (intrasocket reactive soft tissue)라는 개념에 대해서 한번 검색을 해보면 좀 더 신뢰를 얻을 수 있으리라 생각한다. 발치와 내부에 연조직이 침투하며 꽤나 두꺼운 연조직 판막을 만드는 경우가 있는데 이 부분은 혈관화가 되어 있기에 잘 매니지하면 iGBR 부위 상부를 덮을 수 있는 기회가 생길 수 있다. 이 조직의 성질과 활용법에 대해서는 Hom-lay Wang 교수님이 리뷰를 쓴 것이 있으니 참고하면 좋겠다.

다만, 연조직의 양이 늘 많은 것이 아니고 또한 조작하는 중에 분리되거나 찢어지는 경우가 있을 수 있으니 상황을 잘 보면서 진행해야 한다. 또한 개인적으로 필자는 치과 산업의 활성화를 위해서 콜라겐 재료 정도는 사용해도 괜찮지 않을까 생각한다. 비즈니스를 하는 회사 입장에서는 한국의 치과 시장이 자꾸 위축되고 줄어들게 된다면 아무래도 점차 해외 시장으로 눈을 돌릴 수밖에 없을 것이고 정작 우리 국내 유저들에게는 좋은 재료들이 올 기회가 줄어들지 않을까 생각하여 선순환을 목적으로 오픈 힐링만큼은 큰 부담 없이 Better Graft를 손쉽게 사용하고 있다.

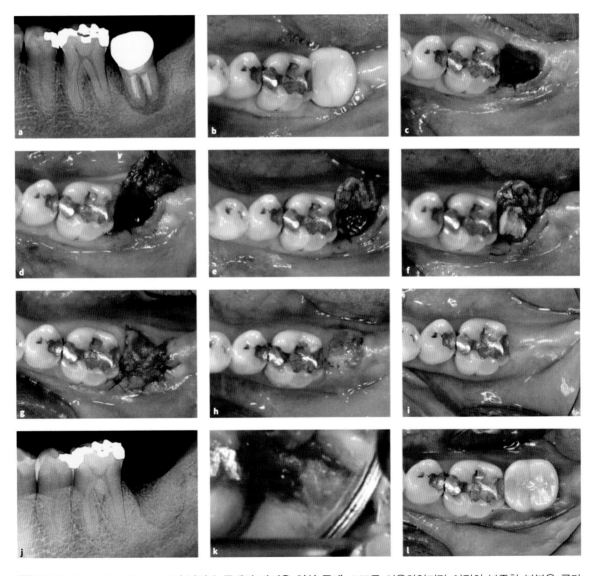

▶️ 3-38 Hom-lay Wang 교수님의 논문에서 가져온 임상 증례. RST를 이용하였지만 여전히 부족한 부분은 콜라겐 플러그로 보충을 하였다. Intrasocket reactive tissue: The state of current knowledge. Int J Oral Implantol 2023;16(2):95-103

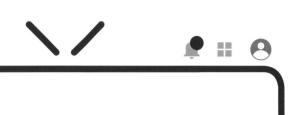

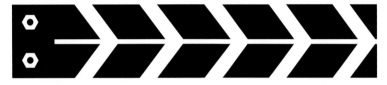

실전 편

Chapter 4

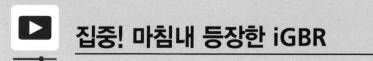

집중! 마침내 등장한 iGBR

자, 이제 이 책의 가장 중요한 내용인 iGBR에 대해 이야기할 차례다. 왜 우리는 기존의 ARP의 보편화에 실패하고 10년이라는 세월을 잃어버렸어야 했을까? 우선 그 이야기를 설명하겠다.

ARP가 오픈 힐링 방식으로 사용하기에도 충분하다는 것이 널리 알려지고 난 이후에도 10년의 세월이 지난 후에도 임상가들과 그리고 환자에게서 전혀 치조제 보존술이 인기를 끌고 있지 못하는 기이한 현상이 발생했다. 왜 그럴까? **첫 번째 이름이 너무 어렵다.** "치조제 보존술을 오늘 시행하겠습니다."라고 환자에게 이야기를 하면 환자들은 치조제가 뭔지 그리고 그걸 왜 보존해야 되는지를 이해하지 못한다. 설명을 한참 하다 보면 환자는 이미 마음이 다른 곳에 가 있다. 오늘 안 할래요라고 떠나기 십상이다(뭔지 모르지만 이야기가 긴 것을 보니 수상해. 난 이런 거 들어본 적도 없어. 날 속이려 하다니!).

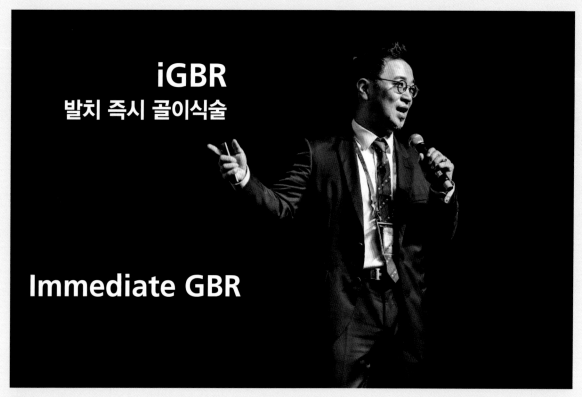

▶️ 4-1 무언가의 앞에 i가 붙으면 왠지 세련되고 럭셔리해 보이고 혁신적일 것 같다는 좋은 편견을 적극 활용하여 이름을 지어보았다. 이름하여 iGBR, immediate GBR이다. 발치 즉시 골이식술이라고도 하고 필자는 급속 골이식술이라고도 부르고 있다.

두 번째는 발치 즉시 임플란트를 해도 되는데 왜 굳이 치조제 보존술을 해야 되는지를 임상가들도 공감하지 못했다는 것이다. 아니면 한 달 기다렸다가 임플란트를 심으면서 GBR을 같이 해도 된다는 생각을 다들 하고 있었다. 그래서 필자는 치조제 보존술이라는 이름을 바꾸어야겠다고 생각했다. 이에 2023년부터 치조제 보존술의 컨셉을 바꾸고 그 이름을 변경하였다. 이름하여 iGBR이다. 필자가 상표권을 출원한 iGBR은 immediate GBR의 줄임말로서 기존의 GBR과는 달리 발치 즉시 골이식을 시행한다는 차이가 있고, 필자는 또한 이것을 급속 골이식이라고도 부르고 있다. 환자들이 듣기에는 매우 매력적인 이름이 아닐 수 없다. 우리는 무엇 앞에 i 라는 이름이 붙으면 멋있어 보이고 고급스러워 보이고 갖고 싶어진다는 마음을 갖고 있기에(애플 덕분이다) 필자는 iGBR이란 이름으로 책을 쓰고 강의를 했었는데 놀랍게도 그 이후에 환자들의 동의율이 급증하였다. 사실 그 이유에는 환자들이 갖고 있는 사보험 혜택들이 골이식을 할 경우에 보험금을 지급해 준다는 아주 중요한 부분이 숨어 있다. 예전에는 발치 후 "치조제 보존술을 하겠습니다."라고 했을 때 과연 그게 무엇인지 이해를 못 했던 분들이 "오늘 이 빼고 발치 즉시 골이식술 하겠습니다."라고 하니 "저 골이식하면 보험금 받을 수 있어요. 저 그거 할래요."라며 흔쾌히 동의하기 시작한 것이다. 그리하여 환자들도 iGBR에 대해 관심을 많이 갖고 유튜브와 인터넷 검색을 통해 필자의 병원을 검색하여 찾아오기 시작하였다. 우리 치과의 시그니처 진료가 되기 시작한 것이다.

Change of Frame

iGBR is not about ridge preservation (ARP),

but about Bone & Soft tissue augmentation

▶️ 4-2 발상의 변화가 필요했다. 사고의 전환, 내지는 패러다임 쉬프트라고도 할 수 있다. 보존에 그치는 것이 아니라 증강을 하는 것이다. 그런데 그것이 하나도 어렵지 않다. 그렇다면 안 할 이유가 없지 않을까?

기존의 치조제 보존술은 이름 그대로 '보존'에 관한 것이었다. 그랬기 때문에 굳이 보존의 필요성을 못 느꼈거나 임플란트를 당장 심을 수 있는데 치조제 보존술을 왜 하는가에 대해서 고민한다면 이것은 매력적인 술식이 아니다. 하지만 필자가 사용하는 iGBR은 발치 즉시 골을 '증강'시키는 술식이다. 게다가 FGG로도 만들 수 없을 정도로 넓고 두꺼운 각화치은을 아주 손쉽게 '증강'시킬 수 있는 술식이다. 따라서 철저히 iGBR은 보존의 개념을 넘어선 것이고, 골과 연조직을 증강할 수 있는 가장 손쉬운 술식이기에 iGBR은 임상적으로 큰 장점을 가진다. 물론 병원의 경영적인 부분에서도 아주 큰 장점들이 발생한다. 이제부터 그 iGBR의 노하우를 공개하고자 한다.

결론

1. Damaged socket – iGBR
2. Collagenated bone graft w/compression
3. PDRN Soaking
4. 3D matrix collagen w/open healing
5. Hidden X suture
6. 3–4M placement–1 size under drilling/1–2 mm engage

▶️ **4-3 iGBR 술식의 모든 것.** 하나하나 설명하겠다.

1) 적응증은 Damaged socket이다.

결론부터 먼저 말씀드리자면 필자는 iGBR을 아주 많은 경우에 시행하는 데 무엇보다도 **손상이 심한, 결손부가 큰 발치와**에 선호하고 있다. 또한 **염증이 심하거나 고름이 나올수록** 더더욱 iGBR을 시행을 한다. 사실 골이 좋았다면 발치하고 바로 식립했었을 것이다. 하지만 발치 즉시 식립을 엄두에 못 낼 정도로 심각한 결손부 상태라면 iGBR을 통해서 상황을 아주 유리하게 변경시킬 수 있을 것이다. 그 이유는 major defect를 moderate defect로 만들 수 있고, moderate defect를 minor defect로 만들 수 있으며 minor defect를 no defect로 만들 수 있는 방법이기 때문에 수술을 좀 더 쉽게 할 수 있다는 장점이 있기 때문이다. 게다가 그 방법이 너무나 쉽다. 시간도 오래 걸리지 않는다. 물론 치유의 시간은 3개월이 걸리지만 그 이전에는 4개월이 걸렸던 시간을 이 책에서 공유하는 방법을 통해 3개월로 단축하였고 현재 필자는 그 시기를 2개월까지 앞당길 수 있는 방법들을 연구하고 있다.

2) Collagenated bone graft를 우선적으로 사용하라.

iGBR에서 사용하는 골은 콜라겐이 섞여 있는 콜라겐화된 골이다. 이 것이 가장 큰 포인트이다. '아니 그럼 입자골은 안 됩니까?' 그렇지는 않다. 입자골도 사용할 수 있지만 일단 한 땀 한 땀 이식재를 이식하는 과정에 발치와 내에서 출혈이 계속되며 이식재가 유실되는 가능성이 높고 시간도 그만큼 오래 걸린다. 하지만 콜라겐 골을 사용하면 일단 **이식하는 시간이 짧아지고 또한 지혈에도 도움**이 된다. 이식재의 유실을 최소화할 수 있고 체어타임이 짧아진다. 그리고 나중에 **압축력을 주어서 이식**을 할 때 입자골에서는 불가능하지만 콜라겐 골에서는 오히려 더욱 권장되므로 더더욱 콜라겐 골을 사용하는 것이 바람직하겠다. 필자는 초창기에는 Geistlich 사의 Bio-Oss Collagen을 많이 썼었고, 최근에는 비용적인 부담으로 환자에게 사용하기 어려운 경우에는 Prugo사의 Lego Graft를 사용하는데 이때 중요한 것은 반드시 압축력을 주어서 골이 발치와 내에 잘 다져질 수 있도록 하는 것이다. 이것은 나중에 좀 더 자세히 설명하도록 하겠다.

3) PDRN soaking을 하라!

이식재를 적용할 때 일반적인 saline에 수화시키는 것이 아니라 PDRN (polydexoyribonucleotide)이라고 하는 연어 주사에 수화시키고 있는데, 연어 주사는 이미 알려진 바와 같이 여러 조직의 재생을 돕고 혈관 분포를 촉진하며 염증을 줄여준다는 장점이 있다. 그리고 최근 연구에 따르면 골 재생도 촉진한다는 것이 보고되어 있다. 비용적인 부담이 아주 적은 재료이기 때문에 iGBR 외의 골이식술에서도 항상 PDRN 용액을 사용하고 있다.

4) 오픈 힐링과 함께 3D 콜라겐 매트릭스를 꼭 적용하라!

이식재를 적용한 그 상방을 무엇으로 덮어주는지가 매우 중요한데 필자가 사용하고 있는 방법은 **3D 콜라겐 매트릭스로** 오픈 힐링하고 있다. 흡수성 콜라겐 멤브레인 종류가 여러 가지가 있지만 오픈 힐링시킬 때에는 반드시 cross linking이 되어있지 않는 멤브레인을 사용해야 한다. Cross linking이 된 기계적 물성이 높은 멤브레인들은 구내 노출 시 혈관화가 잘 되지 않고 종종 염증 반응을 야기하게 된다. 멤브레인의 흡수 자체가 염증반응을 포함하기 때문에 더더욱 그러하다. 만일 Better Graft와 같은 3D 매트릭스가 없다면 흡수성 콜라겐 멤브레인만으로도 사실은 좋은 결과를 얻는다는 것이 필자의 연구를 통해 밝혀져 있다. Bio-Gide만으로 사실상 충분하다. 하지만 좀 더 빠른 치유와 두꺼운 연조직의 재생을 촉진하기 위해서는 어느 정도 부피를 갖고 있는 스폰지 타입의 3D 콜라겐 매트릭스가 적극 추천된다.

5) Hidden X 수처로 봉합하라.

iGBR 이후 Hidden X 수처라고 하는 봉합으로 마무리를 하는데, 이 봉합은 필자가 치과계 최초로 공개한 방법으로써 발치와 오픈 힐링에 가장 최적화 있는 봉합법이다. 이 방법을 사용하면 이식재의 탈락을 최소화하며 동시에 연조직과 골재생을 가장 극대화할 수 있다. 필자의 일생 업적 중에 가장 많은 임상가들에게 도움을 많이 준 방식이라 생각한다. 오프라인 강의를 할 때면 Hidden X 수처 잘 쓰고 있다고 인사해 주시는 원장님들이 많다.

6) 3~4 개월 후 식립 – 드릴은 1단계 적게, 1-2 mm 하방골까지

임플란트 식립은 iGBR 후 3~4개월 뒤에 시행을 하는데 원래는 4개월까지 기다렸지만 최근에는 3개월로 단축할 수 있었다. 이유는 필자가 압축력과 PDRN을 사용했기 때문이다. 좀 더 많은 연구를 통해 더욱더 시간을 단축하기 위해 현재 노력 중이다. 조만간 그 방법을 공유할 수 있게 되기를 기대해 본다. 그럼에도 불구하고 여전히 골은 임플란트를 식립하기 위해 부족한 골질을 가지고 있다. 그렇기 때문에 iGBR에서는 임플란트 drilling 시 반드시 한 단계 작은 사이즈의 파이널 드릴링을 해서 기계적인 고정을 반드시 얻도록 하고 있고, 힐링 어버트먼트를 반드시 그날 연결해주고 있다. 그 이유는 이 iGBR 수술의 핵심은 수술을 단순화하고 수술을 최소화하는 것이기에 임플란트를 submerge했다가 두 달 뒤에 2차 수술한다는 것은 환자에게 불편감을 또 한 번 가중시킬 것이다. 여기에 추가한다면 iGBR 부위보다 1-2 mm 하방까지 임플란트를 engage하여 식립하면 자가골에 임플란트를 고정시킬 수 있기 때문에 좀 더 강력한 고정력을 얻을 수 있다. 최근 단국대학교에서 실시했던 10여 년 전 임상 연구의 후속 관찰 연구 결과를 살펴보면 발치와 하방 1.1 mm를 engage 했는가가 매우 중요한 성공/실패 결정 요소라는 것이 밝혀졌다. 하방의 잔존골에 어떻게든 1 mm 이상 engage 시킬 수 있도록 드릴링을 잘해야 한다. 물론 상황이 여의치 않은 경우도 있을 것이다. 이럴 때는 재생된 골에 임플란트가 '퐁당' 잠기게 되는데 전혀 문제없다. 다만 보철 로딩 시 한 번에 최종으로 가지 않고 PMMA 임시 보철을 거치면 충분한 골재생을 기다리기 편하다.

4-1. 그래서 iGBR은 아래와 같이 그대로 따라 하시면 됩니다!

필자는 현재 위와 같은 방법으로 iGBR을 시행하고 있고 이제부터 이 내용에 대해서 하나씩 살펴보도록 하겠다. 우선 앞서 선보였던 임상 증례를 다시 살펴보겠다. 사실 이 영상이 iGBR 술식의 모든 것을 가장 잘 보여주는 영상이기 때문에 다시 보는 것이다. 부디 이 영상을 다시 보시면서 iGBR의 정수를 터득하시기를 바란다.

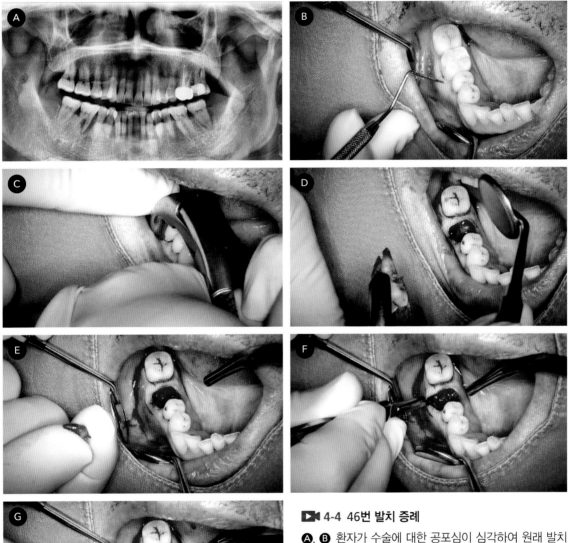

▶️ 4-4 46번 발치 증례

Ⓐ, Ⓑ 환자가 수술에 대한 공포심이 심각하여 원래 발치 즉시 임플란트 식립을 할 수 있었지만 iGBR만 하고 다음에 간단하게 식립하기로 한 증례이다.

Ⓒ iGBR을 위해서는 발치를 잘해야 한다.

Ⓓ, Ⓔ 트라우마 없이 최소한으로 발치를 신속하게 해야 되는데, 이 경우에서는 하악 6번임에도 불구하고 치근이 3개여서 잘 나오지 않았다. 발치 중 치근이 하나 부러져서 깨끗하게 치근을 제거해 주었다.

Ⓕ, Ⓖ iGBR을 하기 전에는 반드시 염증 조직을 제거해야 하는데 필자는 15번 블레이드를 이용하여 한 바퀴 돌림으로써 위쪽을 먼저 잘라주고, 엘리베이터나 P25G 기구를 이용하여 바닥부터 긁어 올리는 방식으로 한방에 연조직을 덩어리로 떼는 것을 선호한다.

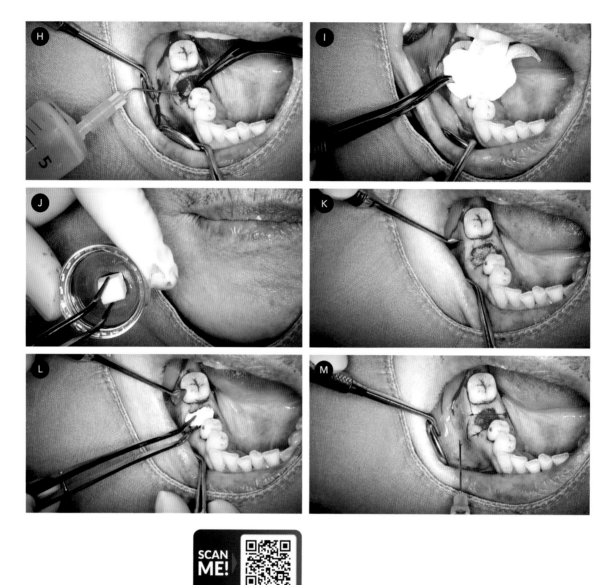

▶️ 4-4 46번 발치 증례

🅗 훨씬 깔끔하고 손쉽게 떨어진다. 물론 발치와 내부를 깨끗하게 소파하여 치근이 남아 있거나 잔존 치석, 심지어는 여러 가지 이물질이 남아있지 않도록 irrigation도 여러 번 해주고 있다.

🅘, 🅙 이후 거즈를 물리고 환자에게는 잠시 쉬라고 이야기한 뒤 Lego Graft를 PDRN에 적셔주고 이것을 작게 트리밍하여 꽉꽉 다져 넣기 시작한다.

🅚 다져 넣는 힘은 상상을 초월할 정도로 강한 힘으로 다져 넣고 있다. 그렇게 함으로써 향후 신생골의 촉진을 돕고 실제 임플란트 부위에 골의 팽창이 발생하는 현상도 보인다. 이것은 콜라겐이 섞여있는 뼈의 가장 큰 장점이다. 이 시점에서 중요하게 보아야 될 것은 뼈 이식재가 뼈 위보다 더 위로 올라와 거의 연조직 입구까지 올라와 있다는 것이다.

🅛 그렇기 때문에 이것은 치조제 보존술이 아니라 치조제 증강술인 것이다. 수직적으로 골이 많이 증강될 것이다. 상방에는 콜라겐 매트릭스, 필자는 Better Graft 제품을 사용하고 있고, 이 Better Graft는 알파베러(alphabetter.kr)에서 손쉽게 구매할 수 있다.

🅜 Better Graft를 피개하고 약간의 트리밍으로 발치와 사이즈로 만든 뒤 굳이 연조직 아래로 더 밀어 넣거나 하는 조작 없이 바로 Hidden X 수처로 마무리한다.

봉합법에 대해서는 향후 설명할 예정이다. 이 외에 또 다른 조치가 없기 때문에 surgeon's knot 이후에 extra knot을 반드시 한 번 더 해서 매듭이 절대 풀리지 않도록 시행해 주고 있다. 이렇게 iGBR을 필자는 시행하고 있다.

iGBR하고 10~14일 뒤 발사를 한다. 환자에게는 비타민 D를 잘 드시고 잠 충분히 주무시라고 권유를 드린다. 그리고 만일 대합치가 정출될 가능성이 있다면 wire splint를 해드리고 있다. 이렇게 3개월 뒤에 임플란트를 심으러 오시면 좋은 뼈에 두꺼운 각화치은으로 치유가 돼서 오시니 다음 4-2 섹션처럼 굳이 판막을 열지 않고서도 임플란트를 튼튼하고 손쉽게 심을 수 있게 될 것이다. 만일 MGJ이 다소 밀려들어왔다면 다음 4-3 섹션처럼 paramarginal flap을 거상하고 flap folding 수처를 하면 된다. iGBR을 하고 난 뒤에 필자가 매일 어떤 수술을 하고 있는지 다음 영상을 참고해 보자. 수술이 하나도 어려울 것이 없다. 아침에 출근하면서 오늘 할 수술 때문에 스트레스받는 것만큼 힘든 일이 또 있을까? 하지만 iGBR만 있다면 아래 증례처럼 수술 시작 뒤 2분 30초 뒤 이미 원장실에서 잠시 커피를 한 모금 마시며 쉴 수 있는 삶이 될 수 있다(iGBR 이후 환자에게 설명해야 할 주의 사항은 이 책의 부록에 따로 설명되어 있다).

4-2. iGBR을 하고 임플란트 수술은 대부분 flapless로 가능해집니다.

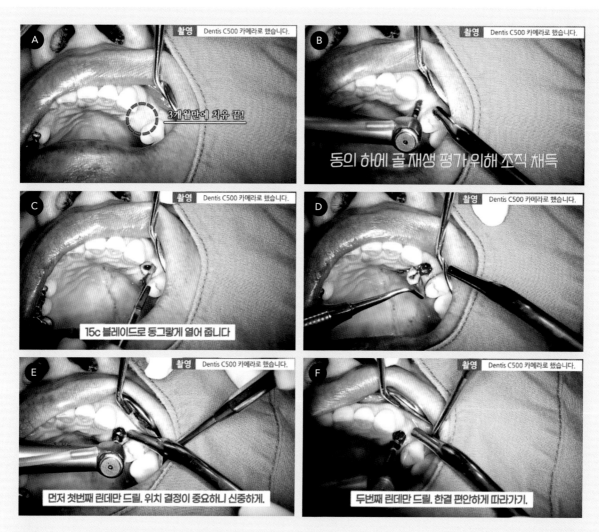

▶️ **4-5 iGBR 후 3개월 뒤 flapless로 2분 30초 만에 식립하는 증례.** 두꺼운 뼈와 두꺼운 잇몸으로 양호한 치유를 보인다.

🅐 iGBR 이후에는 원래 4개월을 기다렸다가 임플란트를 심곤 했었는데 최근에는 PDRN을 적용함에 따라 3개월 뒤 임플란트를 심고 있다.

🅑 4개월 뒤 임플란트를 바로 심을 수도 있었지만 골 재생 정도를 평가하기 위해 환자 동의 하에 조직 biopsy를 먼저 채득하였다. 덴티움 트래핀 버 2 mm 직경을 이용하여 조직을 채득했고 이후 임플란트를 진행하였다.

🅒 골 강도가 아주 강한 것이 드릴을 통해 느껴졌다. 이후 15번 블레이드를 이용해서 flapless 방식으로 수술을 더 진행하였다.

🅓 하방에 뼈도 좋고 상방의 각화치은도 두껍기 때문에 굳이 판막을 열 이유가 없었다. Orban knife를 이용하여 연조직을 제거하고 임플란트 드릴링을 시작했다. 내면으로 골 경계부가 명확하게 보인다.

🅔 🅕 임플란트 식립 시에는 첫 번째, 두 번째 린데만 드릴이 가장 중요하다.

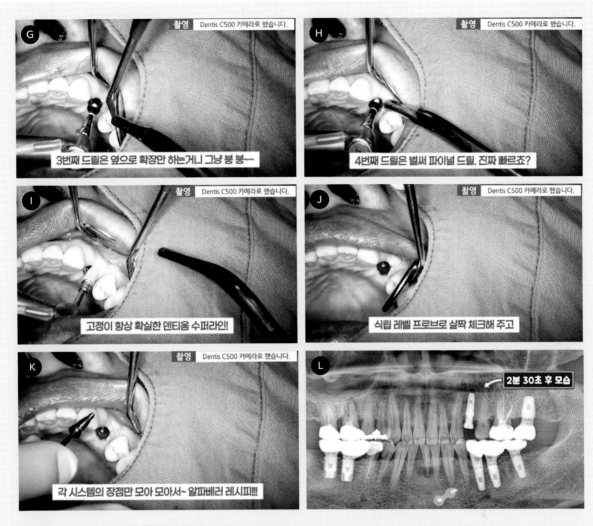

G. H 식립 경로와 깊이, 각도를 모두 결정하기 때문에 이때에는 신경을 많이 써서 진행을 한다. 하지만 그 이후부터는 드릴을 따라가면 된다. 특히 iGBR 이후의 식립의 경우에는 최종 단계보다 한 단계 작은 크기로 드릴링을 하기 때문에 실제 드릴의 개수가 하나 더 줄어드는 장점이 발생하니 수술의 속도가 더욱더 빨라질 수밖에 없다.

I 단 네 번의 드릴링으로 임플란트 식립이 준비가 되었다. iGBR 후에는 고정력이 잘 나올 수 있는 형태의 임플란트를 추천하고 필자는 그래서 덴티움 수퍼라인 임플란트를 선호하는 편이다.

J 임플란트는 안정적으로 고정이 되었고, 식립 깊이를 체크한 뒤 힐링을 연결한다.

K 필자는 국산 임플란트로는 오스템, 덴티움, 신흥 루나, 워렌텍, 메가젠 하이니스 임플란트를 사용하고 있는데 힐링 어버트먼트는 모두 덴티스 제품을 사용한다.

L 덴티스의 힐링 어버트먼트는 하부는 좁고 상부에서만 벌어지는 형태이기 때문에 인접 골에 걸리는 일이 없다. 전 세계적인 경향이 임플란트를 약간 깊게 심는 것인데 그러면 더더욱 힐링 어버트먼트가 골에 걸려서 다 들어가지 못하는 경우가 발생한다. 힘으로 조이면 조여지기는 하겠지만 며칠 있다가 풀려서 오는 경우가 바로 그 이유이다. 하지만 덴티스의 힐링 어버트먼트는 그런 문제가 없어서 편리하다.

파노라마 상에서 임플란트가 좋은 위치게 적절하게 식립된 것이 보인다. 이제 두 달 정도 후에 보철을 시작하게 된다. 수술은 2분 30초 만에 끝났다.

4-3. iGBR 후 각화치은이 약간 부족하다면? flap은 이렇게 열고 봉합은 저렇게 하세요.

섹션 4-2처럼 iGBR 후 각화치은이 풍성하게 형성된 경우라면 당연히 뒤돌아 볼 것도 없이 바로 flapless 임플란트를 시작할 것이다. 5 mm 내지는 4.5 mm 티슈펀치 하나로 위치를 신중하게 잘 잡아 연조직을 제거해 주고 바로 드릴링을 하면 되니 수술 시간이 2분 30초 만에 끝날 수 있는 것이다. 하지만 가끔씩은 각화치은의 재생이 부족했거나 협측 점막의 침범이 심하여 MGJ 라인이 설측으로 밀고 들어온 경우가 있을 수 있다. 많은 임상가들은 무절개 수술이라 하여 이런 경우에 각화치은의 부족을 무시하고 flapless 임플란트를 심는 경우도 있지만, 치주를 전공한 필자의 경우에는 임플란트 주변에 최소 1-2 mm의 각화치은을 형성해 주는 것을 철칙으로 하고 있다. 당연히 각화치은을 증강시킬 수 있는 절개법으로 flap을 디자인해야 하는데 가장 좋은 것은 paramarginal incision을 통한 papilla preservation flap을 형성하는 것이다.

이렇게 하여 임플란트를 심게 되면 협측의 판막에 아주 두꺼운 각화치은이 넘어가게 되는데 일반적인 봉합을 하게 되면 그 각화치은을 100% 활용하기 어려워진다. 이런 경우 필자는 김도영 원장님께서 고안하신 flap folding 수처를 적용하고 있는데 판막이 아래쪽으로 잘 눌러서 고정도 되고 판막의 움직임도 없어서 아주 만족스러운 치유를 얻게 된다. 간혹 판막이 안쪽으로 말려 들어가기 때문에 탈상피화(Deepithelization)을 해야 하는 것은 아닌지 문의하시는 경우가 있지만 그것은 기존의 roll 테크닉이라는 것으로서 우리가 하는 flap folding 봉합과는 전혀 다른 방식이다. 보여드리는 술식에서는 판막이 안으로 말려들어가지 않고 아래로 눌리기 때문에 전혀 상피에 대해서는 고민할 필요가 없다. 필자의 수술법과 같은 방식은 이미 2012년 Flanagan의 논문에서 보고가 된 바 있다. 역시 해 아래 새로운 것은 없는 것 같다. 이 책을 쓰면서 검색을 하다 보니 발견된 논문인데 도해는 조금 엉성하지만 근간은 동일하다. 필자 역시 이 방식을 임상 연구를 통해 효용성을 입증한 바 있다.

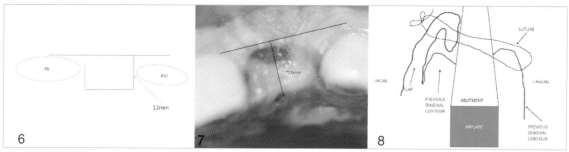

▶️ 4-6 Flanagan의 논문에서 제시된 도해. 필자의 테크닉과 크게 다를 바 없다. 논문이 궁금하다면 QR 코드를 스캔해보자.

MGJ이 설측으로 밀고 들어온 증례에서 paramarginal incision 후 flap folding 수처를 시행하여 각화치은을 좀 더 협측으로 보완해주었다.

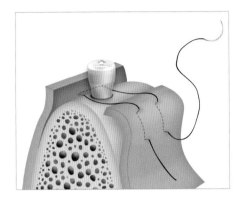

▶️ 4-7 봉합의 순서를 나타낸 도해. 협측에서 니들을 자입하고 다시 나오는 과정을 한 번에 할 수 있다면 훨씬 편하지만 그 것이 어려우면 나눠서 진행해도 무방하다. 논문이 궁금하다면 QR 코드를 스캔해 보자.

paramarginal incision과 flap folding 수처를 사용한 수술의 방법이 잘 나타난 짧은 영상을 한번 보도록 하자.

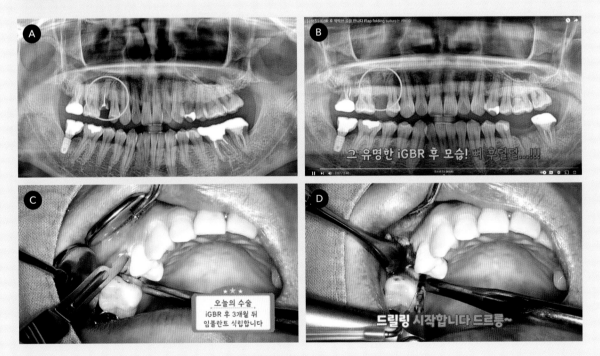

▶️ 4-8
🅐 발치 전 방사선 사진 🅑 iGBR 직후 방사선 사진
🅒 Papilla preservation flap 또는 papilla sparing flap 디자인을 통해 판막을 연다. Flanagan은 12 mm의 길이가 되어야 한다고 정하였지만 사실 필자는 그렇게까지 엄격하게 하지는 않고 있다. 몇 번 해 보시면 적절한 감이 오실 것이다.
🅓 드릴링은 통법대로 시행한다. iGBR은 반드시(!) 한 단계 언더 사이즈 드릴링을 해야 함을 명심하자.

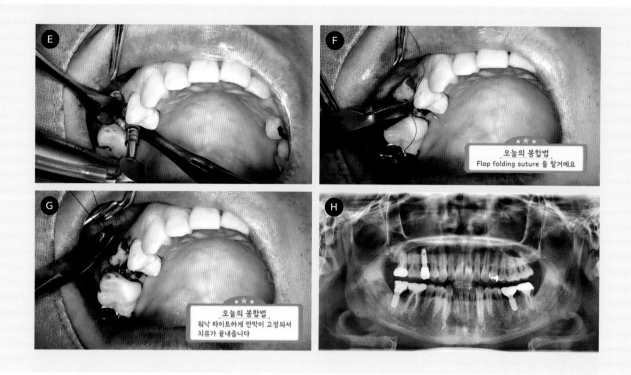

ⓔ 임플란트 식립까지 2분도 걸리지 않은 것 같다.

ⓕ 힐링 어버트먼트 체결 후 바로 flap folding suture를 시행한다.

ⓖ 협측으로 아주 두꺼운 각화치은이 형성되었다. 치유도 아주 좋을 것으로 기대된다.

ⓗ 최종 보철 파노라마

Chapter 5

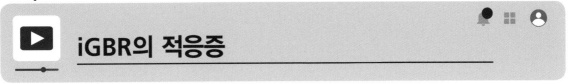

iGBR의 적응증

iGBR의 수술법에 대해서 잘 이해하였으니 이제 어떤 경우에 iGBR을 하는 것이 효과적일지 적응증에 대해서 살펴보도록 하겠다. 우선 학술적 근거를 살펴보면 Hämmerle 교수님의 연구에서 iGBR의 적응증은 아래와 같이 제시되어 있다.

사실 iGBR의 적응증을 Hämmerle 교수님은 (4)까지만 이야기를 했는데 필자는 (5), (6), (7)을 추가하고 싶다. 그리고 사실은 '(5) 광범위한 골파괴가 있는 경우'를 iGBR의 제1 적응증으로 소개하고 싶다. 가장 드라마틱한 결과를 얻을 수 있고 그로 인해 환자의 만족도는 증가할 것이며 술자는 복잡한 수술을 간단하게 끝낼 수가 있기 때문에 iGBR에 최적화된 적응증일 것이다.

---

iGBR의 적응증(언제 해야 하는가?)

(1) 임플란트를 발치 즉시 심을 수 없는 경우

   ① 즉시 또는 조기 식립이 추천되지 않는 경우

   ② 환자의 사정(임신, 휴가) 등으로 인해 즉시 또는 조기 식립이 불가능한 경우

   ③ 초기 고정을 얻을 수 없는 경우

   ④ 청소년기 환자

(2) 보철물 가공치 부분의 외형을 보존하기 위한 경우

(3) 비용 대비 이익이 큰 경우(환자가 비용 지불 의사가 있는 경우)

(4) 상악동 거상의 필요성이 감소하는 경우(iGBR-S)

(5) 광범위한 골파괴가 있는 경우

(6) 각화조직이 부족한 경우

(7) 수직적 치주조직 재생이 필요한 경우(iGBR-V)

Hämmerle et al. COIR. 2012; 23: 80-82

▶◀ 5-1 iGBR의 적응증

먼저 (1)은 임플란트를 발치 즉시 심을 수 없는 경우이다. 예를 들면 환자가 임신 중이거나 휴가가 예정되어 있는 경우, 염증이 심해 초기 고정을 얻을 수 없는 경우 또는 청소년과 같은 경우라면 당연히 발치 후 임플란트를 바로 심을 수 없을 것이다. (2)는 보철물의 가공치(pontic)가 들어가는 부분의 외형 보존 목적인데 사실 이것은 한국적 환경에서는 동의를 얻어내기 어렵다. (3)은 환자가 과연 그 술식에 대해 비용적 부담을 할 의향이 있는 가이다. 분명 iGBR은 그 가치가 있기에 많은 환자들이 선택하고 있다. 특히 최근에는 보험적인 장점이 있어서 환자들이 먼저 찾는다는 것은 앞서 설명한 바가 있다. (4)은 iGBR의 가장 큰 장점으로써 상악 구치부에서 심각하게 치조제 파괴가 있거나 발치와 하방의 잔존골이 두껍지 않은 경우 발치 후 아무런 처치가 없게 되면 분명 상악동 거상술을 해야 한다. 하지만 iGBR을 시행하면 상악동 거상술의 필요성을 줄어들 수 있다. 여기까지가 Hämmerle 교수님의 적응증이다.

필자는 여기에 (5) 요소를 추가하고 싶다. 바로 blowout defect, 때로는 광범위한 파괴, 폭탄 맞은 것 같은 결손부라는 이름으로 불리는 곳이다. 결손부가 크면 클수록 iGBR은 반드시 해야 한다. 수술을 좀 더 쉽게 만들수 있기 때문이다. 이것은 우리를 위한 것이기도 하지만 환자를 위한 것이다. 또한 (6) 요소로 각화치은이 없는 경우 필자는 iGBR을 종종 시행한다. 이 경우에는 iGBR의 비용을 100% 받을 수는 없을 것이다. 하지만 복잡하고 어려운 FGG보다는 간단하게 자연스러운 각화치은을 만들 수 있다면 환자도 분명 좋아할 방법이라 생각한다. Peri-implantitis로 임플란트를 제거하는 경우에 많이 관찰되는 점막이 상방으로 올라온 경우에 해당한다. 마지막 (7) 요소로 인접 치아를 살릴 수 있는 기회가 있을 때 필자는 iGBR을 반드시 한다. 이것은 치과의사로서 그리고 치주과 전문의로서 치아를 하나라도 더 살리기 위해서는 무엇보다 치주 조직 재생을 해주는 것이 좋은데 발치가 다 끝나고 치유의 능력이 사라진 부위에서는 수직적 재건이 어렵다. 하지만 인접한 발치와의 치유 능력을 100% 활용하게 된다면 인접한 자연 치아의 치주조직을 손쉽게, 예지성 높게 재생을 할 수가 있다. 다양한 증례를 통해 각 적응증을 자세히 설명하겠다.

5-1. 폭탄 맞은 결손부

필자가 가장 의미 있게 생각하는 iGBR 적응증을 먼저 선보일까 한다. **적응증 5**에 해당한다. 앞으로 골파괴가 크면 클수록 우선적으로 iGBR을 떠올리면 좋겠다. Major defect를 moderate defect로 바꾸고, moderate defect를 minor defect로 바꾸고, minor defect를 no defect로 바꾸는 마법을 통해 우리의 수술은 간단간단해질 수 있다. 아래 증례에서도 이건 대학병원으로 보내드려야 하나 싶을 정도로 큰 골 결손부였지만 iGBR을 통해 너무나 손쉽게 해결할 수 있었던 경우이다.

#46 치아의 치근단 부위에 하방으로 과도한 크기의 낭이 생겼고 점차 커지는 것이 확인되어 발치 진단을 내렸다.

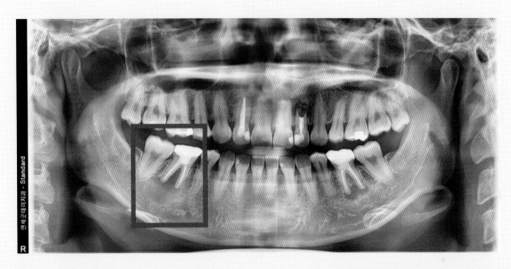

▶️ **5-2** 치근단 낭이 커지면서 심각한 병소를 만드는 경우에도 발치 후 iGBR을 하면 임플란트를 너무나도 쉽게 심을 수 있다. iGBR이 빛을 발하는 순간이다.

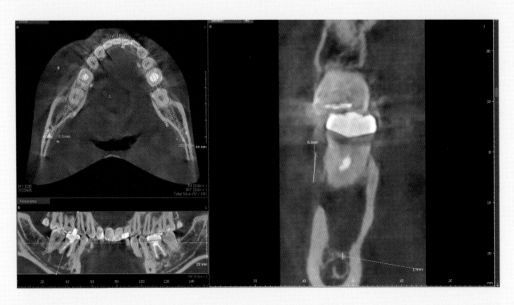

▶️ **5-3** CBCT 소견에서 치근단 하방에 거대한 골병소가 관찰된다. 신경관과의 거리가 매우 가깝다.

CBCT에서 보게 되면 그 defect가 얼마나 큰지 볼 수 있다. 이 경우에 발치만 하고 기다렸다가 임플란트를 심는다고 한다면 얼마나 어려운 GBR이 될지 우리는 예상할 수 있다. 하지만 우리에게는 iGBR이 있다. 발치하고 손쉽게 골이식을 진행하고 그저 기다릴 뿐이다. 시간이 모든 것을 해결해 준다.

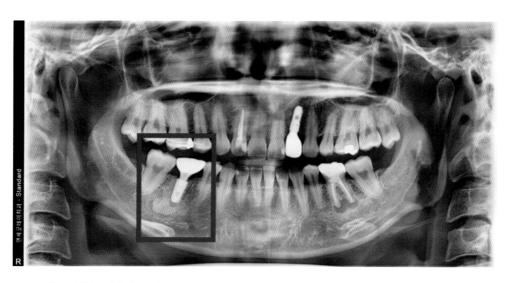

▶️ 5-4 iGBR 후 4개월을 기다려서 임플란트를 식립하였고 3개월 뒤 보철을 체결하였다.

이때에는 신경과 거리가 가까웠기 때문에 강하게 다져 넣지는 않았다. 하지만 하부에서 성글게 넣고 상부에서 강하게 다져 넣기 시작하면 재미있게도 병목 현상이 발생하면서 하부로 밀려들어가지는 않지만 강한 힘으로 골을 다져 넣을 수가 있게 된다. 이 엑스레이에서 보는 것처럼 하부에는 좀 비어 있는 공간이 발생했지만 상부의 뼈는 잘 다져진 것이 보인다. 4개월 뒤 임플란트를 한 단계 언더드릴링하여 고정을 얻었고, 3달 뒤에 임플란트 보철을 연결하였다. 단 완전히 재생된 신생골 영역 (즉 발치와) 내에 임플란트가 온전히 심긴 경우 루틴하게 크라운을 바로 올리지 않고 PMMA로 만들어진 임시 보철물을 먼저 연결한 뒤에 한 달에서 최고 3달 정도 progressive loading을 통해 임플란트가 불편감을 갖지 않고 천천히 골 숙성이 다 될 수 있도록 기다려주는 편이다. 3개월 뒤 임플란트 고정 수치를 측정해 보면 ISQ가 70 이상이 나오더라도 보철물 체결 뒤에 뼈가 시큰거린다는 경우들이 종종 존재한다. Osseointegration은 일어났지만 그 주변의 골은 아직 단단하지 않은 경우 발생하는 현상이다. 따라서 모든 발치와 내 공간의 골광화가 일어날 수 있도록 추가 몇 개월을 기다려 주거나 먼저 임시보철을 연결해 progressive loading을 하는 방법이 있다. 또 다른 증례를 하나 보도록 하자.

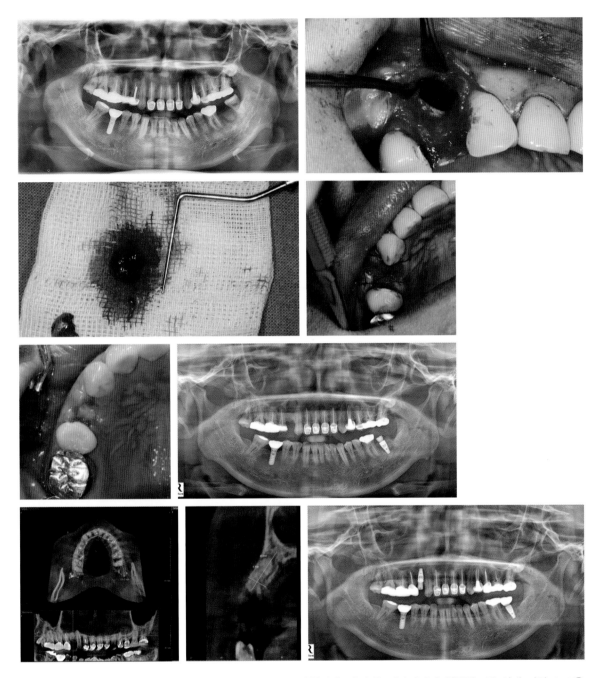

▶◀ **5-5** #14 치아 치근단 낭종으로 광범위한 골 파괴가 관찰된다. 발치 후 기다렸다가 임플란트를 심게 되면 GBR을 할 때 쉽지 않을 것으로 생각된다. LPG 재료를 이용해서 간단하게 iGBR을 시행했다. 낭종 내부에는 미끈미끈한 낭의 경계가 존재하는데 이 부분을 잘 소파하여 제거해 주는 것이 좋다. 이후 Hidden X 수처로 마무리하였다. CBCT 단면도에서 골이 잘 들어간 것이 관찰된다. Lego Graft를 넣을 때는 강한 힘으로 다져 넣는 편이다. 이렇게 하여 3개월을 기다리면 어렵지 않게 임플란트 식립이 가능하다. 이 증례에서는 스트라우만 임플란트를 식립하였다. #37 임플란트도 역시 iGBR을 통해 골재생을 한 부위이다.

역시 치근단 병소에 의해서 광범위한 골흡수가 발생한 경우이다. 더 이상의 재신경치료로는 개선이 없는 경우 결국 발치를 결정하게 되는데 발치 후 아무런 처치를 하지 않는다면 과연 어떻게 골을 다시 재생하며 어떻게 손쉽게 임플란트를 심을 수 있을까? 역시 이런 힘든 결손부일수록 iGBR을 떠올려야 한다.

앞선 indication 중에서 **blowout defect**로 표현한 광범위한 골파괴가 있는 경우일수록 더더욱 iGBR을 꼭 고려하는 것이 좋다는 것을 보여주는 또 하나의 증례를 살펴보자. iGBR을 통해서 major defect를 moderate defect로, moderate defect를 minor defect로, minor defect를 no defect로 바꾸는 것이 iGBR의 매력이다. #16 치아의 심한 치주염으로 결손부의 양상이 매우 심각했던 증례이다. 수직적으로는 물론이고 수평적으로도 뼈가 전혀 존재하지 않는 구치부였다. 이때 만약 iGBR을 시행하지 않았더라면 수술은 결코 쉽지 않았을 것이다. 콜라겐화된 골이식재(Bio-Oss Collagen)를 넣고 흡수성 콜라겐멤브레인(Bio-Gide)를 덮은 뒤 Hidden X 수처로 마무리하였다. 4개월이 되는 시점에서 약간 수평적으로 수축이 되었지만 임플란트를 심기에는 충분한 상황이었다. 이 증례는 벌써 10년이 되어가는 증례인데 당시에는 수평적인 골흡수가 종종 관찰되었지만 최근 증례에서는 이러한 부분은 완전히 해소가 된 것 같다. 그 비밀이 되는 PDRN에 대해서는 이후 설명하겠다. 누누이 강조하지만 iGBR 부위는 반드시 한 단계 언더 사이즈 드릴링을 해야 한다. 역시 한 단계 언더드릴링을 통해 임플란트를 식립하였다.

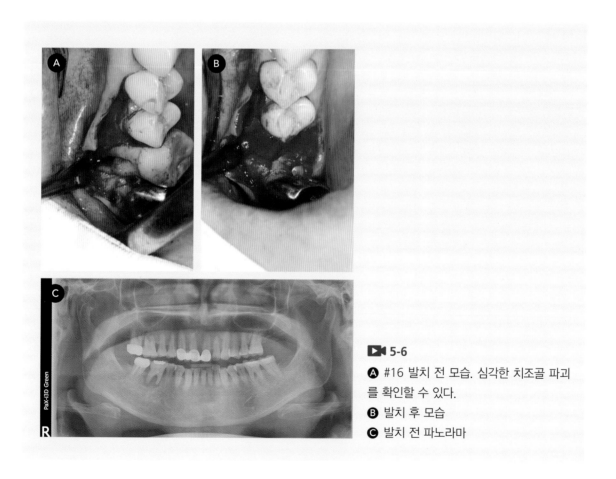

▶ 5-6
Ⓐ #16 발치 전 모습. 심각한 치조골 파괴를 확인할 수 있다.
Ⓑ 발치 후 모습
Ⓒ 발치 전 파노라마

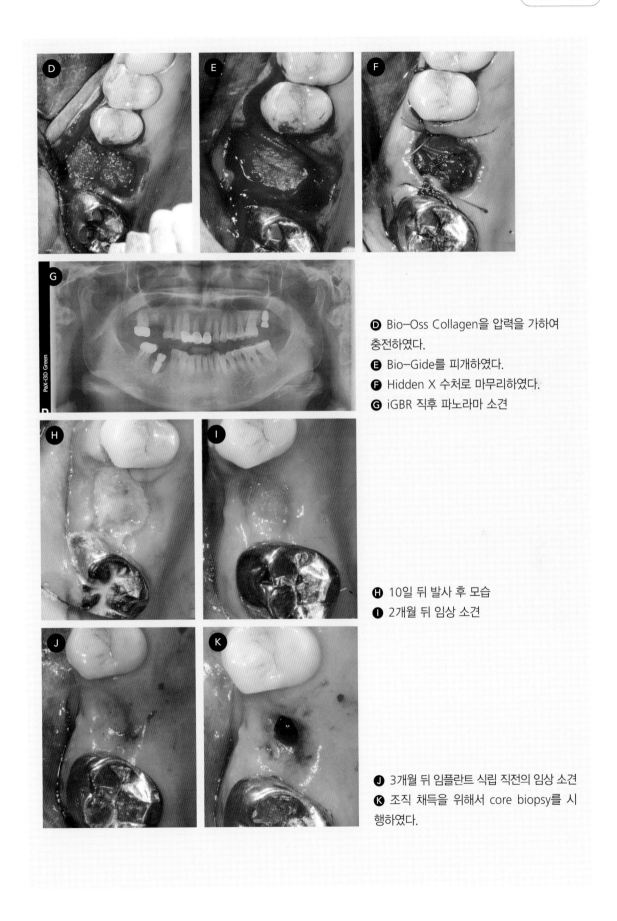

D Bio-Oss Collagen을 압력을 가하여 충전하였다.

E Bio-Gide를 피개하였다.

F Hidden X 수처로 마무리하였다.

G iGBR 직후 파노라마 소견

H 10일 뒤 발사 후 모습

I 2개월 뒤 임상 소견

J 3개월 뒤 임플란트 식립 직전의 임상 소견

K 조직 채득을 위해서 core biopsy를 시행하였다.

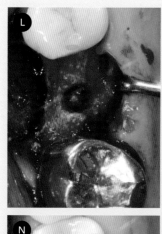

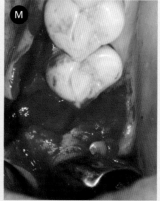

▶ 5-6

🅛 판막을 열어 골재생을 확인하였다. Flapless로 심어도 충분한 상황이었다.

🅜 술 전과 비교해 보니 꽤 많은 뼈가 생성된 것을 관찰할 수 있었다.

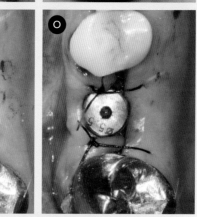

🅝 #16 발치 전 모습. 심각한 치조골 파괴를 확인할 수 있다.

🅞 임플란트 수술 후 소견

🅟 식립 후 파노라마

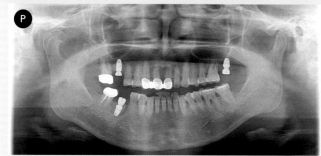

이 증례는 앞서 **필수시청영상 7번**에서 언급이 되었던 증례이다. 발치만 하고 그냥 기다렸다가 type 2, type 3 로 접근했더라면 결코 쉬운 수술은 아니었으리라 생각된다. 물론 발치 즉시 임플란트 식립도 가능했겠지만 고 정을 얻기도 쉽지 않았을 것이고 향후 치은 레벨이 어떻게 아물지 예상하기 어려웠을 것이다. 발치 후 Bio-Oss Collagen을 터져나갈 정도로 충전하고 Bio-R 멤브레인으로 피개하였다. CBCT 상에서 골이식이 아주 잘 된 것이 관찰된다. 3개월 치유 후 스트라우만 임플란트를 심었고 PMMA 임시보철로 바로 연결하여 티슈 몰딩 후 최종 보철로 넘어간다.

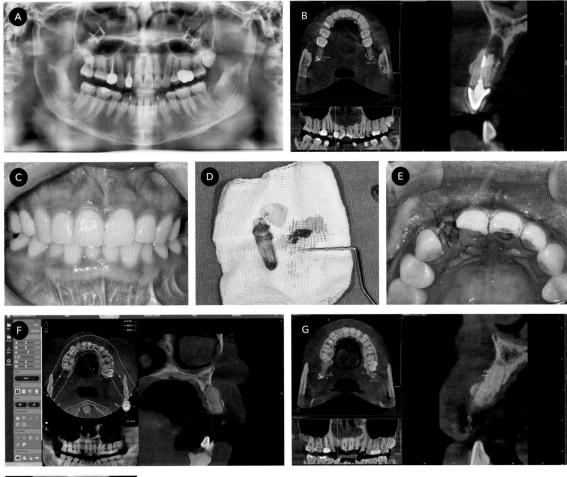

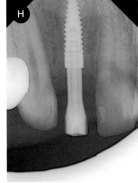

▶ 5-7

Ⓐ 발치 전 #12 치근단의 병소가 관찰된다.

Ⓑ CBCT 단면도에서 심한 골파괴가 관찰된다.

Ⓒ 발치 전 임상 소견. 외형적으로는 큰 문제가 보이지 않는다.

Ⓓ 발치 후 치아의 모습

Ⓔ iGBR 후의 소견

Ⓕ 수술 직후의 CBCT 모습. Bio-Oss Collagen이 아주 단단하게 잘 충전된 것이 보인다.

Ⓖ 3개월 뒤 CBCT로 본 동일한 부위의 모습. 골밀도가 상당히 높아졌다. 임플란트를 심 기에 충분한 골 부피를 보여준다.

Ⓗ 스트라우만 임플란트 식립 완료하였고 고정이 좋아 식립당일 PMMA 임시치아 작업 에 바로 들어갔다.

5-2. 발치 즉시 식립이 어려운 경우

이번 증례는 조직의 파괴가 심한 경우는 아니고 **적응증 1번**에 해당하는 **발치 후 즉시 임플란트가 어려운 경우**에 해당한다. 앞서 Hämmerle 교수님의 논문에서처럼 발치 즉시 임플란트를 심을 수 있는 경우라면 당연히 임플란트를 심는 것이 한국적 치과 환경에서는 맞을 것이다. 하지만 그렇지 못할 상황이 존재한다. 초기 고정을 얻기 어렵거나 환자가 여행을 떠나야 한다거나 아니면 지금 공유하려는 증례처럼 하방에 사랑니가 딱 존재하는 경우가 그러하다. 그렇기에 이 경우는 사랑니 발치를 추가로 하여 iGBR을 시행하였다가 임플란트를 도모하는 것이 좋을 것 같다.

#27 치아의 수직 파절로 불편감을 호소하여 발치 진단을 내리게 되었다. 큐레이 캠으로 촬영하여 수직 촬영 상황을 환자에게 전하였다. 발치 후 임플란트를 심기로 하였는데 CBCT를 찍어보니 정확하게 치근 사이로 사랑니가 지나가고 있다. 사랑니를 빼지 않을 수 없는 상황이다. 하지만 치아 2개가 사라지고 나면 골조직은 아마도 광범위하게 주저앉을 것이고 상악 구치부에서 골을 수직적으로 끌어올리는 일은 쉬운 일이 아니다. 따라서 이런 경우는 치조제를 반드시 보존하고 골을 최대한 끌어올려줌으로써 임플란트 식립을 손쉽게 할 수 있도록 진행하는 것이 좋을 것이다. 외과원장에게 의뢰하여 발치를 하고 iGBR을 시행했다. 워낙 발치와 공간이 크기 때문에 Lego Graft 중 가장 큰 사이즈가 통째로 들어갔다. 물론 다져 넣는 과정을 통해서 void 없이 채워 넣기는 했지만 방사선 사진을 보니 Lego Graft가 통째로 깍두기처럼 들어가 있는 것이 재미있다. 이후 3개월 뒤 덴티움 임플란트를 10 mm짜리로 식립하였다. 골이 충분하니 10 mm는 아무 문제 없이 식립이 가능하다. 2.5개월 뒤 보철을 진행하였고 마무리되었다.

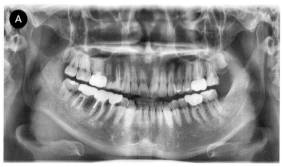 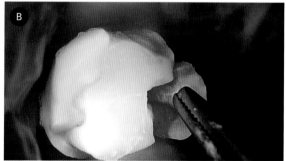

▶◀ 5-8

🅐 #27 치아의 치근단 부위에 사랑니가 매복되어 있어서 발치 후 즉시 임플란트 식립이 어려운 상황이다.

🅑 큐레이로 치아의 파절된 모습을 촬영하여 환자에게 보여줬다.

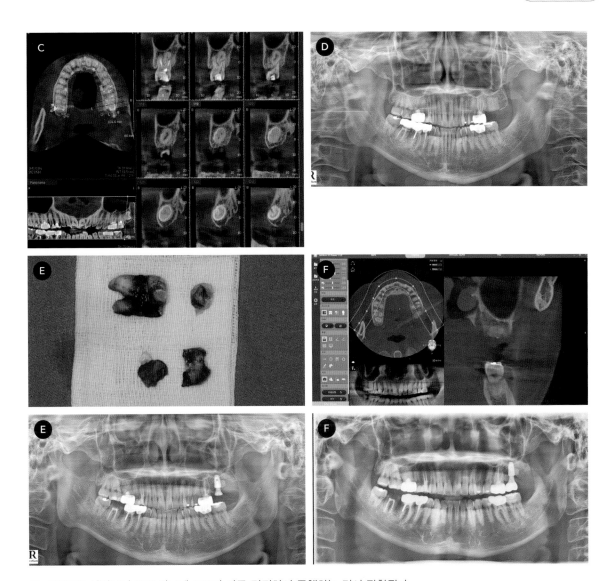

ⓒ CBCT로 살펴보니 #27 치근에 #28이 아주 밀접하여 주행하는 것이 관찰된다.

ⓓ 워낙 결손부가 크기 때문에 Lego Graft 8×9×10 mm 사이즈로 충전하였다.

ⓔ 깔끔하게 발치된 치아의 못모습

ⓕ 3개월 뒤 임플란트 식립 직전 촬영한 CBCT

ⓖ 충분히 10 mm의 임플란트가 식립이 가능한 상황이라 10 mm 임플란트를 식립하였다.

ⓗ 3개월 뒤 보철을 체결하였다.

아래 증례 역시 #36, 37, 38 발치 후 임플란트를 바로 심기가 조금 어려운 부분이었다. 신경관과의 거리가 어느 정도 있다고는 하지만 스트레스를 많이 받을 수 있기에 가벼운 마음으로 심으려면 iGBR이 추천된다. 게다가 위에서 방금 본 증례처럼 사랑니가 발치해야 하는 치아와 인접해 있게 되면 이 역시도 iGBR을 통해서 두툼하게 골과 각화치은을 만들 수가 있기에 의미가 있을 것 같다.

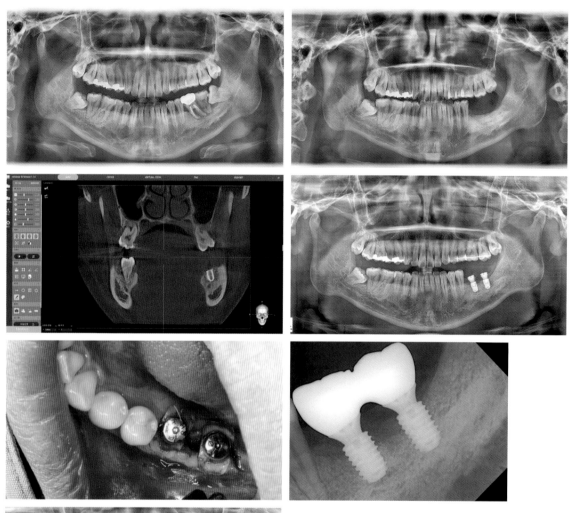

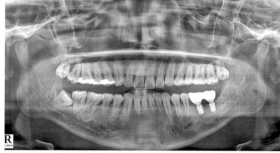

▶️ 5-9

#36, 37, 38이 모두 치주염에 심하게 이환되어 발치해야 하는 증례였다. 아쉽게도 너무 결손부가 크고 넓어서 iGBR을 했음에도 불구하고 골을 수직적으로 많이 올리기에는 어려움이 있었다. 그럼에도 불구하고 CBCT로 조심스럽게 임플란트를 확인하며 심은 결과 7 mm 임플란트가 신경관 직상방에 안전하게 식립되었다. iGBR이 없었더라면 이 정도 식립도 쉽지는 않았을 것이다. 이후 각화치은을 더욱 두껍게 만들기 위해 루이버튼을 2개 체결하였다. 2.5개월 뒤 최종 인상을 채득하고 최종 보철물을 연결하였다. 기대하기로는 치근단 사진에서 보이는 것처럼 임플란트 숄더 라인에 미세하게 보이는 골수준까지 좀 더 골광화가 발생하는 것이다. 오픈 힐링 시에는 골이 위로 자라 올라오는 듯한 현상이 자주 관찰된다. 그렇기에 이 증례도 장기적으로 좀 더 기대해 볼만하다.

5-3. 각화치은이 부족한 경우

적응증 중 골의 부족이 아니라 각화치은의 부족이 있는 경우도 iGBR을 한다(**적응증 6**)고 필자는 언급을 했는데 다음 증례가 바로 그런 경우에 해당하겠다. 물론 더 심한 경우에 적용 시 더욱 큰 빛을 발휘할 수 있겠지만이 증례는 환자가 잇몸이 너무 내려간 것에 대해서 걱정을 하시는 상황이라 임플란트를 심으면서 최대한 잇몸을 위로 올려드려야 하는 상황이었다. 임플란트를 심으면서 GBR을 하고 FGG를 하면 되는 것일까? 과연 손쉽게 할 수 있는 수술일까? 좀 더 쉬운 방법은 없는 것일까? 물론 있다. 바로 iGBR이다! 사실 저 부분을 각화치은으로 덮을 수 있는 방법은 제일 좋은 교과서적인 방법은 coronally advanced flap 내지는 FGG뿐인데iGBR을 시행하면 저 부분을 정말 손쉽게 누구나 각화치은으로 만들 수 있다. 자세히 살펴보자.

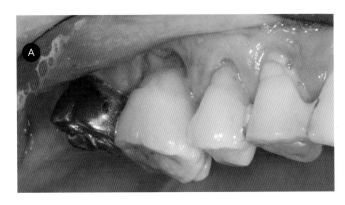

▶ 5-10

Ⓐ #16 발치 전 임상 소견

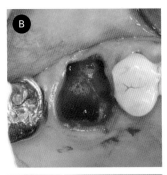
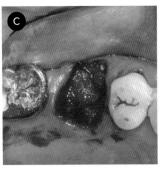
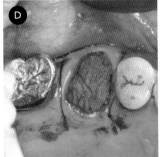
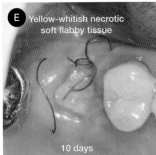

Ⓔ Yellow-whitish necrotic soft flabby tissue

10 days

Ⓑ 발치 후 소견

Ⓒ Bio-Oss Collagen을 소량 적용하여 발치와 내부를 충전하였다. 이 경우는 골을 만드는 것보다 각화치은을 재생하는 것에 더 초점을 맞추어야 한다.

Ⓓ Bio-Gide를 적용하고 Hidden X 수처를 시행하였다.

Ⓔ 10일 뒤 발사를 위해 내원했다. 발치와의 크기가 작아진 것을 주목하라. 바로 콜라겐이 상피세포의 이주를 도왔기 때문에 이런 신속한 치유가 가능했던 것이다. 물론 희노란 조직이 환자 입장이나 술자 관점에서는 불안해 보일 수 있다. 하지만 오픈 힐링을 하는 술자라면 이러한 모습을 보고 잘 아물고 있다고 생각할 수 있어야 한다.

16번 발치하였고, 여기서 보면 잔존하고 있는 뼈는 사실 좋은 것을 알 수 있다. 굳이 iGBR을 안 해도 되는 증례였지만 필자는 iGBR을 진행했다. 콜라겐 이식재(Bio-Oss Collagen)로 채워 넣고 콜라겐 멤브레인(Bio-Gide)으로 덮어주었다. 그 후 Hidden X 수처로 봉합해 주었다. 열려 있는 부분만큼 콜라겐이 노출되어 있지만 불과 열흘만 지나도 앞서 언급한 것처럼 하얗고 노르스름하며 죽어가는 듯한 연조직으로 치유가 일어난다. 얼마나 발치와의 크기가 작아졌는지를 주목하라. 아주 빠른 속도로 열흘 만에 상피화가 일어난 것이다.

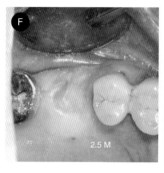 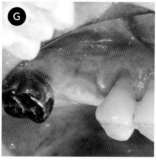

▶ 5-10
F 아니나 다를까 2.5개월 뒤 이미 각화치은은 예쁘게 잘 아물었고 아직 살짝 내려앉은 부분은 보이지만 임플란트를 심기에는 충분한 각화치은 재생이 일어났다.
G 측면에서 보아도 아주 좋은 재생을 보인다.

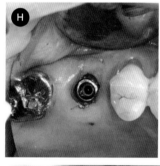 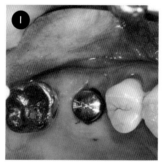

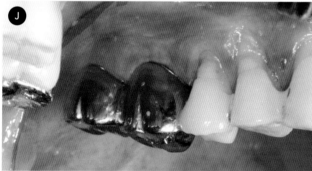

H 당연히 하방의 뼈가 좋기 때문에 임플란트를 식립하는 것은 전혀 어렵지 않았고 flapless 임플란트로 마무리를 하였다.
I 한 단계 언더 사이즈 드릴링을 통해 고정을 확보하였고 힐링 어버트먼트를 바로 체결할 수 있었다.
J 최종 보철 소견. 술 전과 술 후를 비교해 보면 16번 부위에 두툼한 뼈와 각화치은이 만들어진 것이 확인이 된다. FGG를 하더라도 이보다 더 이쁘고 자연스럽게 할 수 있는 술자는 많지 않을 것이다. 특히 이 정도의 체어타임으로 이런 결과를 얻을 수 있는 다른 술식은 결코 존재하지 않을 것이다.

Chapter 6

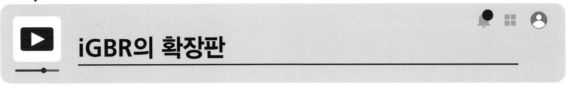

iGBR의 확장판

6-1. d-iGBR: delayed iGBR

이후에 필자의 iGBR은 점점 더 진화하고 있다. 다양한 적응증이 생기면서 iGBR은 세분화되기 시작하였다. 그리하여 iGBR 패밀리가 생기기 시작했는데 그중 하나는 d-iGBR이다. 여기서 d는 delayed라는 뜻이다.

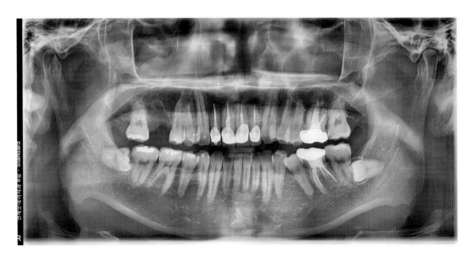

▶◀ **6-1** 타 병원에서 #16 발치를 하고 3개월 기다린 뒤 상악동 거상술을 하고 다시 6개월 뒤에 임플란트를 심자는 이야기를 듣고 검색하여 필자의 병원을 찾아온 증례이다.

만일 치아를 직접 뺀 경우가 아니라고 한다면 1주일 내지는 2주일 내에는 아직 발치와의 힐링 포텐셜이 남아 있다고 생각되기 때문에 이 시점에 시행하는 iGBR도 충분히 iGBR과 유사한 효과를 보일 수 있다고 생각하여 필자는 delayed iGBR (d-iGBR)이라는 이름으로 수술을 진행하고 있다(수술 계획서에도 이렇게 기록을 하면 직원들은 발치 기구를 준비하지 않는다. 이미 발치가 되어 있다는 것을 알기 때문이다). 이 환자는 타 병원에서 발치를 하고 3개월 정도 기다린 다음에 sinus lift를 하고 6개월을 기다리고 임플란트를 심어 딱 1년 만에 치료를 끝내자는 치료 계획을 듣고 절망을 하여 내원하신 분이다. 엑스레이를 살펴보면 상악동 하방으로 아주 얇은 뼈만 남아 있어서 사실 그 치료 방법이 가장 교과서적인 방법으로 보인다. 하지만 우리에게는 이제 iGBR이라고 하는 아주 좋은 방법이 있다. 시기는 좀 늦었지만 iGBR을 한번 늦게 시작해 보자.

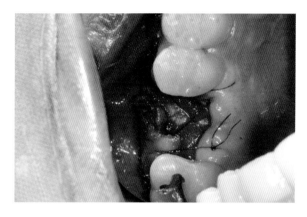

▶️ **6-2** 발치와를 소파하고 루틴하게 iGBR을 시행했다. 일반적인 iGBR과 크게 달라보이지 않는다.

발치한 지 일주일밖에 되지 않았기 때문에 발치와 내부에 있는 연조직을 모두 깨끗하게 긁어내니 다시 발치와처럼 만들 수 있었다. 이후 필자가 앞서 언급한 대로 Lego Graft를 PDRN에 적셔 강력한 힘으로 충전하고 Better Graft로 오픈 힐링시키고 Hidden X 수처로 마무리하였다.

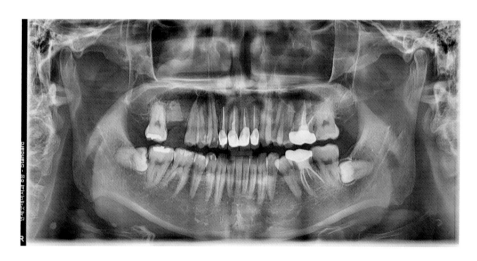

▶️ **6-3 d-iGBR 직후의 파노라마 사진.** 이식재를 강하게 밀어 넣었기에 밀도가 매우 높은 것이 관찰된다.

엑스레이를 보면 얼마나 필자가 강한 힘으로 다져 넣었는지를 확인할 수 있다. 골이식재끼리 스스로 밀착하면서 primary stability를 확보한 것을 확인할 수 있다. 이 것이 좋은 신생골 재생에 도움이 되리라 생각한다. 단, 입자뼈에서 강한 압축력은 결코 도움이 되지 않는다. 압축은 콜라겐 함유골에서만 적용이 가능하다!

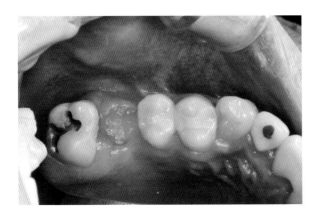

▶️ **6-4** 4개월 뒤 소견이다. 아직 콜라겐이 충분히 두께가 만들어지지 않았지만 임플란트를 심기에는 충분하다.

4개월 뒤 내원 모습이다. 하방에는 뼈가 있고 상부에는 두꺼운 각화치은이 있으니 굳이 판막을 열 필요가 없다. 5 mm 직경의 티슈 펀치를 이용해서 연조직을 절제해 낸다. 떨어져 나온 연조직을 살펴보면 연조직의 두께를 알 수 있고 이 것을 이용해서 드릴링할 때 참고할 수 있다.

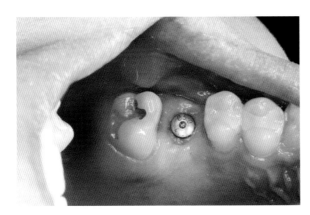

▶️ **6-5 식립 직후의 모습**

iGBR 부위에 심는 임플란트는 항상 마지막 한 단계 드릴을 건너뛰고 언더 사이즈 드릴링을 하고 있다. 이렇게 기계적 고정을 얻어야 그날 힐링 어버트먼트도 달 수 있고 수술이 간단해진다. iGBR 이후 필자는 확실히 flapless 임플란트를 많이 하게 되었는데 수술 시간이 줄어들어 환자도 좋고 술자도 좋다. 물론 이것은 각화치은이 충분한 경우에 해당하는데 iGBR 이후에는 항상 두꺼운 각화치은이 넓게 만들어져서 큰 어려움이 없다. 만일 조금 부족한 경우에는 papilla preservation flap을 만들어서 각화치은을 협측으로 잘 돌려서 보강해 주고 있다(섹션 4-3에 잘 설명한 바 있다).

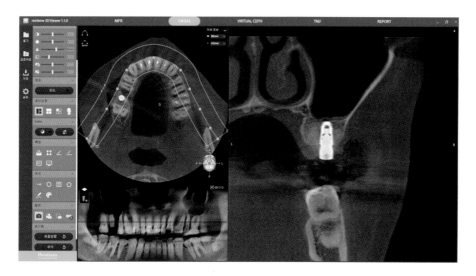

▶️ **6-6** 식립 직후 CBCT. 임플란트 주변으로 골재생이 잘 일어나 임플란트를 잘 둘러싸고 있는 것이 관찰된다.

임플란트 주변으로 얼마나 두꺼운 뼈가 잘 들어가 있는지 확인할 수 있다. 이후 2.5개월 뒤 보철을 시작하곤 하는데 만일 이것이 불안한 경우는 좀 더 기다리거나 아니면 PMMA 임시 크라운을 먼저 연결해 주었다가 한 두 달 뒤에 final crown으로 넘어가기도 한다.

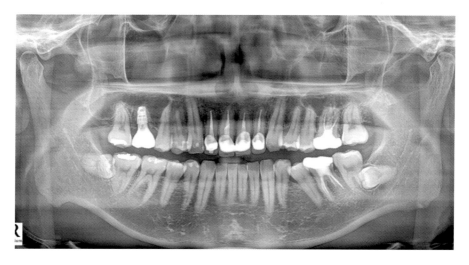

▶️ **6-7 최종 보철 이후 파노라마**

수평적으로 뿐만 아니라 수직적으로도 충분히 좋은 뼈가 만들어져서 안정적으로 보철을 하고 사용할 수 있었다. 1년 이상 기다려서 할 수 있는 치료 방법을 단 5개월 만에 마무리한 증례가 되겠다. d-iGBR을 통해 수술이 아주 쉬워져서 환자의 만족도가 아주 컸던 경우이다.

특히 다음 증례는 d-iGBR인 동시에 s class로 필자는 분류하고자 한다(그리하여 **d-iGBR-s**가 되겠다). 여기서 s는 sinus의 s이다. **적응증** 4에 해당한다. 짐작할 수 있듯이 상악 구치부에서 iGBR을 시행하게 되면 향후 sinus lift를 해야 되는 증례를 단순 식립으로 마무리할 수 있는 장점이 있어 필자는 사실상 상악 구치부 발치 시 99% iGBR을 시행하고 있다(1%는 발즉을 할 수 있는 경우이다). 20번대와 같이 시야도 좋지 않고 기구 접근도 어려운 곳은 더더욱 그렇게 하고 있다. 그러다 보니 필자에게는 목 디스크가 없다. 수술을 모두 간단하게 끝내고 있기 때문이다. 환자에게는 골, 각화치은 모두 두꺼워지니 임플란트의 장기 성공의 가장 중요한 두 가지 요소를 한꺼번에 10분 안에 만들 수 있다는 장점이 있어 큰 매력을 줄 수 있다. Sinus lift 수술을 예방할 수 있다는 점은 이미 필자의 연구, 연세대 치주과 연구 등을 통해서 이미 여러 차례 입증이 된 과학적 팩트이다.

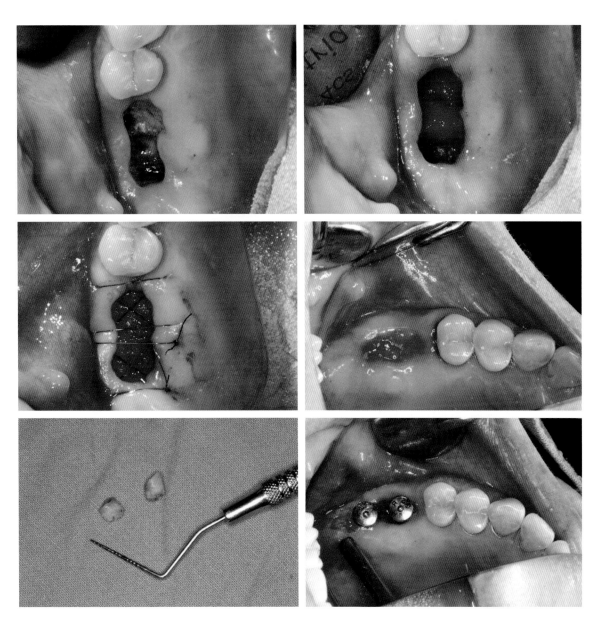

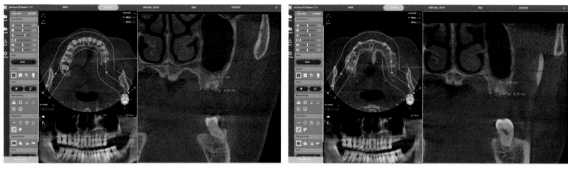

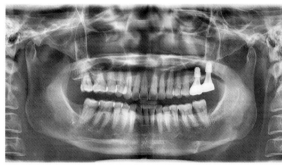

▶️ **6-8** 발치 한 뒤 1주일이 지나서 내원한 환자이다. d-iGBR 증례로 접근하기로 하였고 내원 당일 간단하게 발치와 내의 연조직들을 소파하고 LPG로 충전을 했다. 3개월을 기다린 뒤 flapless로 임플란트를 심기로 하였다. 이때 필자는 5 mm 티슈 펀치를 이용하여 연조직을 깔끔하게 제거하고 있다. 이때 제거되어 나온 원통 모양의 연조직의 두께를 재면 연조직 자체의 두께를 알 수 있고 그럼 flapless 임에도 불구하고 드릴링할 때 골레벨이 어디부터인지를 정확하게 알 수 있어 너무 깊이 심거나 너무 얕게 심는 문제를 피할 수 있다.

아래의 환자는 전날 밤 임플란트가 빠진 뒤 내원했고 d-iGBR을 시행했다. 하루 정도 지연되기는 했지만 여전히 발치와의 치유 능력은 남아있었기에 어렵지 않게 수술했고 그 결과도 매우 좋았던 증례이다.

[영상 시청]

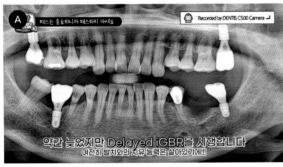

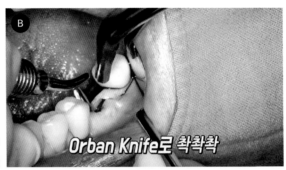

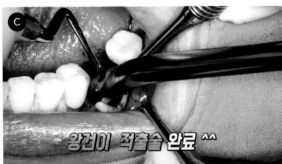

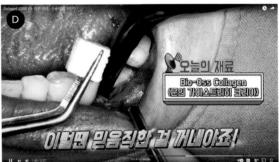

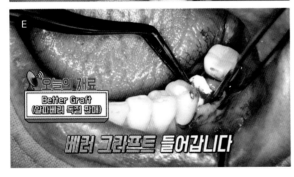

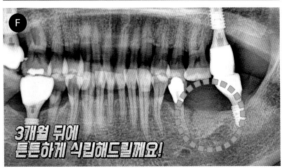

▶🎥 6-9

🅐 #36 임플란트가 밤에 갑자기 빠졌다며 내원했다. 아직 치유 능력이 남아있기에 d-iGBR을 시행하였다.

🅑 임플란트가 빠진 후에는 대부분 임플란트 직경만큼의 구멍이 생기므로 iGBR을 하기에 공간이 부족하다. 자연치아의 발치와는 다른 상황이다. 따라서 대부분 절개를 하여 판막을 열어야 한다.

🅒 광범위한 골파괴와 염증 조직이 발견되어 블레이드로 염증 조직을 절개하였다.

🅓 Bio-Oss Collagen을 PDRN에 soaking 한 후에 충전한다.

🅔 이후 병소의 상부 및 협측부위에 걸쳐서 이식을 하고 Hidden X 수처로 마무리하였다.

🅕 골이식 직후의 모습이다. 골이 안정적으로 잘 이식된 것이 관찰된다.

6-2. iGBR-v: 인접치아의 치주조직까지 수직적으로 끌어올리다.

앞서 소개한 적응증 중 7번에 해당하는 것으로 이 경우에는 v class라고 이름을 지어보았다(iGBR-v). 그 이유는 iGBR을 하면서 인접치아 부위에서 수직적으로 골을 올릴 수 있는 iGBR이기 때문이다.

특히 인접 치아를 주목하자 타 병원에서 15번, 16번, 17번을 모두 발치해야 된다는 진단을 받고 이 치아들을 모두 살려달라고 내원한 환자인데, 사실 16번 임플란트는 필자가 심은 임플란트도 아니고 표면 소독도 쉽지 않을 것 같아서 빼자고 권했다. 다만 15번, 17번은 치주 전문의로서 충분히 살릴 수 있다고 호언장담을 했다. 그 이유는 iGBR을 사용할 것이기 때문이다. 이때 인접치아와의 골 레벨을 보면 상당히 낮지만 이 골레벨을 iGBR을 통해 수직적으로 올리려 한다. 그래서 이 술식은 **iGBR-v**라고 불리는 것이다.

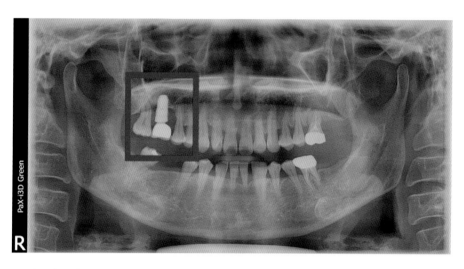

▶️ **6-10** #16 임플란트의 peri-implantitis으로 발치 진단을 받고 내원하였다. 이전 치과에서는 17, 15번도 발치할 것을 권했다고 한다.

임플란트를 제거하고 통법에 따라 iGBR을 오픈 힐링 방법으로 진행하였고, 4개월 뒤에 임플란트를 심었다. 임플란트를 심고 단단하게 고정을 얻어 힐링 어버트먼트를 연결하였다.

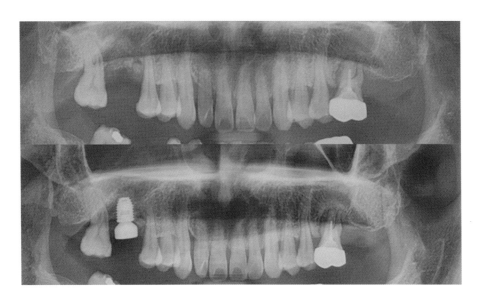

▶◀ **6-11** 16번의 iGBR 후 4개월 뒤 임플란트를 심은 모습

실제 임상 사진이다. 판막을 열고 임플란트를 심었고, 꽤 좋은 뼈에 임플란트를 올바른 위치에 심었다. 단 중요한 것은 이때에도 한 사이즈 언더드릴링을 통해 기계적 고정을 확보했다는 것이다.

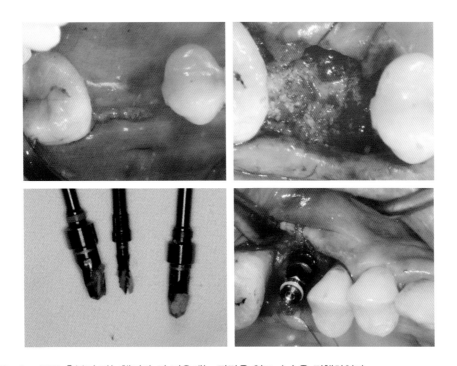

▶◀ **6-12** Flapless로도 충분히 가능했지만 이 경우에는 판막을 열고 수술을 진행하였다.

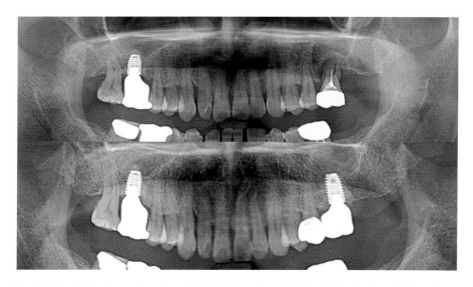

▶️ **6-13** #16 임플란트 보철 후 모습이고 #26의 치아 발치 후에도 동일한 과정을 통해서 임플란트를 식립하였다.

두 달 반 뒤에 보철을 시작하였고 **#15, 17 치아 측의 골이 수직적으로 아주 양호하게 재생**된 것이 보인다. 골의 수직적 재생은 iGBR 때만큼 예지성이 높게 잘 이루어지는 때는 없는 것 같다. 약 2년 뒤엔 26번 치아도 발치를 하게 되어 환자가 저번처럼 "iGBR 해주실 거죠?"라고 물어서 흔쾌히 iGBR을 시행하였다. #26 경우에도 자세히 살펴보면 distal 부분의 **뼈가 수직적으로 재건**된 것이 보인다. 필자는 iGBR이야말로 수직적인 골 재생을 가장 손쉽게, 그리고 가장 예지성 높게 할 수 있는 유일한 방법이라고 생각한다.

이 파노라마에서 16번 부위를 주목해 보자. 임플란트 위쪽으로 뼈가 자라 올라온 모습을 볼 수 있다. 임플란트 표면의 특성, 지대주의 특징으로 이러한 임플란트 상부로 올라오는 골반응이 발생한다고 이야기하지만 이러한 현상은 오픈 힐링 iGBR에서는 흔히 보는 증상이다. 그림 6-12를 다시 참고해 보면 임플란트를 분명 bone level에 맞춰 심은 것을 볼 수 있다. 하지만 판막을 열었을 때 판막 내면에 꽤 많은 뼈 입자가 박혀 있는 것을 볼 수 있다. 오픈 힐링이었기 때문에 골 이식재와 연조직의 경계가 불명확했던 것이 원인인 것이다. 따라서 **판막에 꽤 많은 이식재가 박혀 있다가 치유 기간 중에 점차 골광화가 발생하며 방사선학적으로는 마치 뼈가 수직적으로 성장한 것처럼 보이게 되는 것이다.** 물론 이렇게 수직적으로 증가된 뼈가 실제 임플란트 고정에 도움이 될지는 알 수 없다. 하지만 최소한 방사학적으로는 매우 든든한 모습을 보인다.

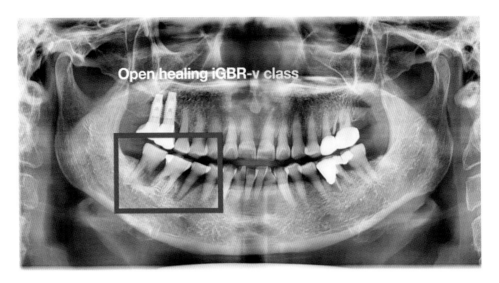

▶️ **6-14 iGBR-v 또 다른 증례.** 자연치아를 살리는 즐거움이 iGBR 덕분에 가능해졌다.

또 다른 iGBR-v 증례이다. 역시 45번, 46번, 47번 모두를 발치해야 된다는 진단을 받고 내원하였다. 45번, 47번은 필자가 보기에도 빼야 할 것 같다. 하지만 46번은 다시 한 번 호언장담을 해본다. "이 치아 제가 한번 살려보겠습니다." 수직적으로 뼈를 올릴 수 있는 가장 좋은 방법인 iGBR이 있기 때문이다. 발치와의 치유 능력을 적극 활용하는 것이다. 이제 독자 여러분도 감이 올 것이다.

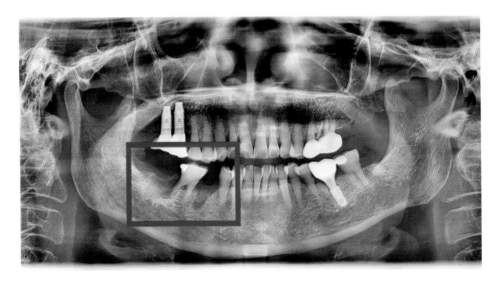

▶️ **6-15** 발치 직후 iGBR을 시행하였다. #45, 47 부위에 Lego Graft를 과충전하였다. 잔존골보다 당연히 수직적으로 더 위로 올린 것이다. 그러니 iGBR은 '보충'이 아닌' 증강'에 관한 술식인 것이다.

발치 후 동일한 방법으로 Lego Graft, PDRN, Better Graft, Hidden X 수처로 마무리를 했다. 지금은 46번 distal 부위의 뼈가 아주 치밀하게 보이지는 않는다. 하지만 좀 더 기다려보자.

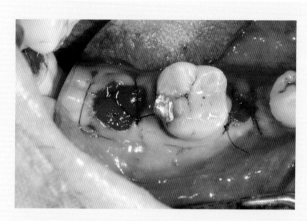

▶️ **6-16 iGBR 직후의 임상 소견.**

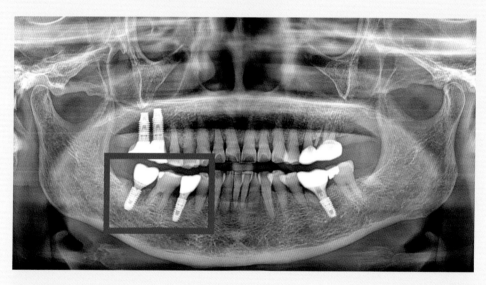

▶️ **6-17 임플란트 보철 후 파노라마 사진.** #46 근원심측으로 아주 양호한 골재생이 관찰된다. 이렇게 편하게 수직적 골재생을 할 수 있는 방법이 또 있을까?

하지만 결과를 보면 결국 46번 distal에 꽤 좋은 뼈를 만들어낸 것이 관찰된다. 심지어 PDL로 추정되는 공간도 만들어졌다. 이것이 실제 PDL인지 우리는 아직 알 수는 없지만 환자 입장에서는 치아를 하나 살렸다는 결론을 얻게 되었고, 통계에 따르면 치아 하나의 경제적 가치가 4천만 원에 달한다는 일본 도쿄 치과대학 교수님의 연구도 있는 만큼 환자에게는 아주 큰 선물을 해준 것으로 생각된다. 물론 이런 내용을 환자들은 잘 모르는 경우가 많아서 아쉬움이 남지만 이렇게 책을 통해 독자 여러분과 나누며 위안을 삼아 본다.

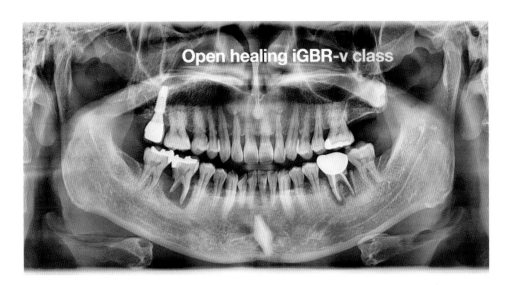

▶️ **6-18** #46 치아의 심각한 외흡수 증상과 치조골 흡수가 관찰되어 발치를 결정하였다.

또 다른 **iGBR-v class** 증례이다. 이렇게 심각한 치주염으로 내원한 경우에 고름도 나오고 염증도 심하면 나도 모르게 빼고 나서 한두 달 있다가 심자는 말이 나올 수밖에 없다. 하지만 이럴 때일수록 iGBR을 시행하는 것이 어떨까. 분명 기다렸다가 수술을 하게 되면 각화치은도 부족해지고 골재생의 포텐셜도 놓칠 가능성이 높다. 무엇보다 수술이 어렵고 그렇게 만들어진 골이 전부 다 뼈가 된다는 보장도 없으니 이래저래 iGBR이 마음 편한 선택이 아닐까 싶다.

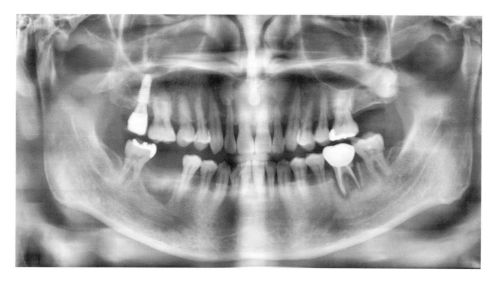

▶️ **6-19 iGBR 이후 소견.** 최대한 골을 충전하였다. 뼈는 잘 만들어질 것이라 확신한다. 그 이유는 #45, 47 부위에 골이 온전히 남아있기 때문에 수직적으로는 최소한 그 높이까지 뼈가 만들어지리라 생각되기 때문이다.

발치 후 염증을 깨끗하게 제거하고 iGBR을 시행했다. 이 경우 상부에 뼈가 아주 치밀하게 들어간 것이 잘 관찰된다. 역시 LPG – Lego Graft, PDRN, Better Graft를 이용하여 이식하였다.

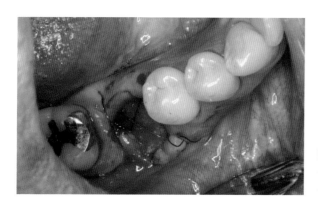

▶️ **6-20** 이 경우에는 향후 임플란트 주변에 두꺼운 각화치은을 넓게 만들어 주는 것도 가능할 것으로 생각된다.

임상 사진을 보면 협측으로 각화치은이 많이 부족한 것이 보인다. 이럴 때일수록 오픈 힐링의 방법이 빛을 보인다. 열려있는 만큼 그 부위가 각화치은으로 재생되기 때문이다. 임플란트의 장기적인 안정성에는 연조직, 특히 각화치은의 존재가 매우 중요한 역할을 한다. 각화치은이 존재한다는 것은 부착치은이 있다는 것이며 전정이 깊다는 뜻이기도 하다. 이 모든 것이 oral hygiene을 가능하게 하는 것이며 임플란트 주변의 기계적 sealing을 만들어 준다는 뜻이기도 하다. 지금까지 우리는 임플란트를 골로 어떻게 잘 둘러쌀 수 있을까를 고민해 왔지만 이제 골은 당연한 것이고 강인한 각화치은으로 어떻게 둘러쌀 것인가를 더욱 고민하는 시기가 되었다. 때문에 향후 임플란트를 심을 때 우리는 이곳에 paramarginal incision을 통해 각화치은을 협측으로 옮겨주는 조작을 할 수 있다. 이후 봉합은 flap folding suture로 마무리하면 되겠다.

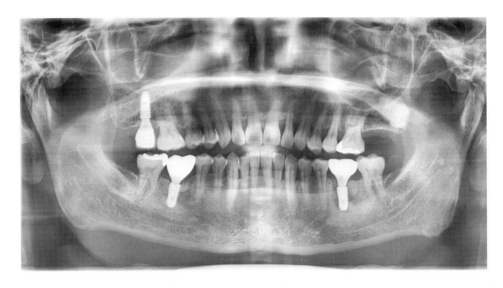

▶️ **6-21 #46 임플란트 보철 후 소견.** 골재생이 아주 잘 이루어진 것을 볼 수 있다. 그 사이 #36 치아도 임플란트로 동일한 과정을 통해 마무리되었다.

이제 이 임플란트는 아주 두툼한 뼈와 두툼한 각화치은으로 둘러싸이게 될 것이다. 반대 측 36번도 동일한 과정으로 진행한 것을 볼 수 있고, 필자의 병원에는 이렇게 수직적으로 꽤 높은 뼈를 안정적으로 보유한 임플란트들이 즐비하다. 치주를 전공한 입장에서 이 임플란트들이 얼마나 오랫동안 튼튼히 잘 버텨줄지 생각하면 마음이 편하다. 이 모든 것은 사실 환자를 위한 것이기도 하지만 또한 술자를 위한 것이기도 하다. 필자의 임플란트들은 사실 peri-implantitis가 잘 생기지 않는다. 좋은 뼈에 좋은 각화치은으로 만들어져 있는 부위에 임플란트가 적절한 깊이로 잘 심겨 있기 때문이다. 시간은 물론 걸렸지만 결국 장기적인 관점에서 2-3달 돌아가는 것이 결코 손해는 아닌 것 같다. 요새는 환자도 필자의 철학을 이해해 주고 오히려 더 천천히 해달라는 요구를 많이 하고 있어서 기쁜 마음이다.

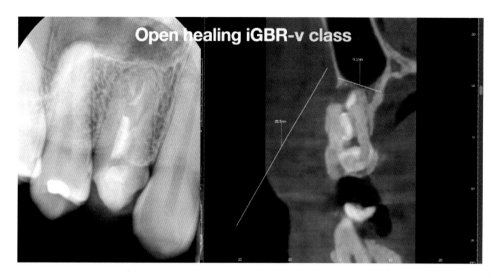

▶️ 6-22 iGBR-v 증례 중 심각한 협측 골파괴가 있던 증례

이 증례는 iGBR-v class 중에서도 심각했던 증례이다. CBCT coronal 단면도를 통해 보면 14번 치아에 협설측으로 뼈가 거의 없는 것이 관찰된다. 만일 이런 경우에 발치만 하고 아무것도 하지 않았다면 과연 어떤 일이 있었을까? 아마도 titanium mesh를 하나 쓰거나 흡수가 느린 멤브레인을 적용하기 위해 releasing incision을 열심히 긋고 있었을 것이다.

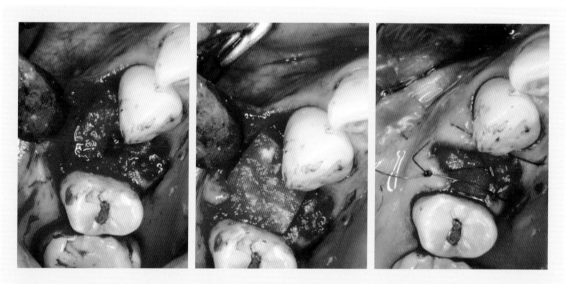

▶️ 6-23 발치를 한다. 이후 Lego Graft를 단단하게 충전하고 Better Graft를 두툼하게 이식한다. 물론 모든 이식재는 PDRN에 soaking 되어 있다. 이후 Hidden X 수처로 마무리했다. '참 쉽죠'라는 말이 안 나올 수가 없다. 수술 시간은 총 10분 정도 걸린 것 같다.

발치하고 콜라겐 뼈를 넣고 Better Graft로 피개한 뒤 Hidden X 수처로 마무리하였다. 정말 간단한 수술이었고 환자도 놀랄 정도였다. 필자 병원의 수술 체어 타임은 정말 길고 길어야 30분이고 대부분의 수술은 10분 단위로 마무리가 된다.

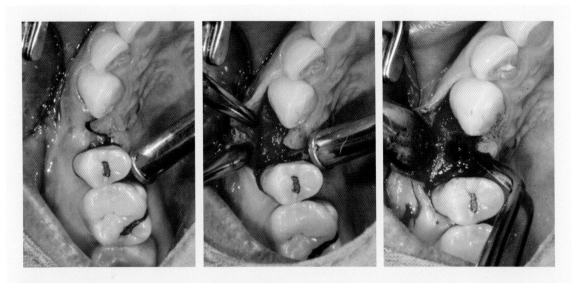

▶ **6-24** 3개월 뒤 PK flap으로 판막을 열고 임플란트 식립을 한다. 기계적 고정을 위해 한 단계 언더 사이즈 드릴링을 한다.

이후 3개월 뒤에 PK flap을 통해 치간유두를 만들어 주고자 하는 의도의 디자인을 했고, 판막을 열어보니 뼈가 잘된 것이 관찰된다. 물론 이 뼈가 진짜 뼈가 아니다. '골가골 비상골'이다. 시간이 좀 더 필요한 미성숙 골이다. 그렇기 때문에 한 단계 언더 드릴링을 하는 것이 매우 중요하다. 기계적 고정을 얻어야 되기 때문이다.

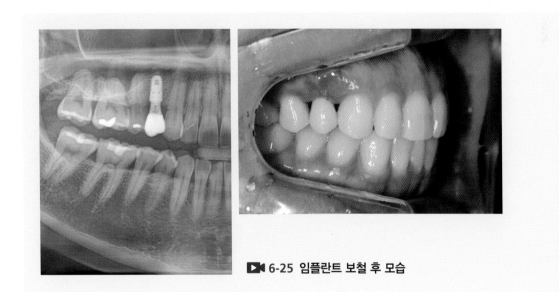

▶ **6-25 임플란트 보철 후 모습**

임플란트 식립 후 두 달 반 뒤에 최종 보철물이 들어갔다. 아직까지 치간유두가 채워지지 않았지만 조금 더 기다리면 심미적으로도 좋은 결과가 생기지 않을까 생각한다. 만일 이러한 방법을 하지 않았더라면 상당히 복잡한 GBR을 했었을 텐데 필자의 임상은 사실 큰 스트레스 없이 편하게 잘 진행되고 있다. 육안으로 보기에도 협측의 contour가 매우 안정적으로 주변 골과 잘 이행하고 있는 것이 관찰된다.

또 다른 iGBR-v 증례이다.

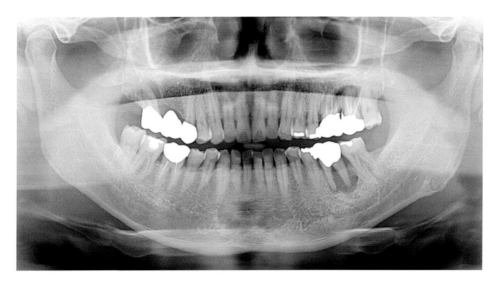

📹 **6-26** #26, 27, 36의 심한 치주염이 관찰된다.

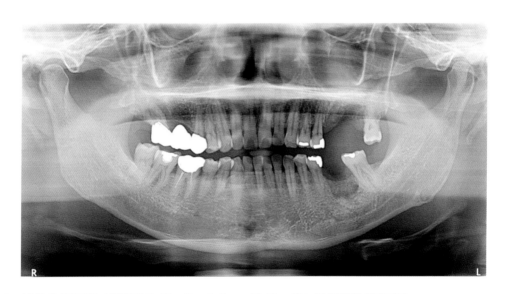

📹 **6-27** 발치 후 iGBR을 시행하였다. Bio-Oss Collagen과 Bio-Gide를 적용한 증례이다.

또 다른 인상 깊은 증례이다. 26번, 27번, 36번 모두가 수직적으로 심각한 골결손을 가지고 있었고 이에 인접 치아 부위의 조직 재생을 기대하며 **iGBR-v**를 시행했다. 이 환자가 기억이 남는 이유는 치과에 대한 공포가 너무 심해 수면 마취로 진행했었기 때문이다. 이처럼 어려운 상황에서는 수술을 빨리 그리고 간단하게 하는 것이 매우 중요하다. 따라서 iGBR이야말로 치과에 대한 공포심을 가지고 있는 이들에게 유용한 방법이 되겠다. 수술 시간이 워낙 짧기 때문이다.

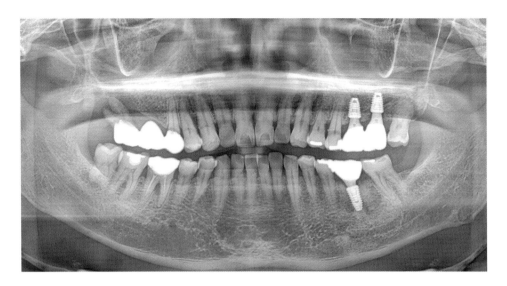

▶◀ **6-28 임플란트 보철 후 5년 경과 사진**

현재 5년 뒤 경과 관찰 사진이다. 임플란트가 안정적으로 식립이 되었고, 임플란트 상방으로 까지 뼈가 올라와 두툼하게 자리 잡은 것이 확인된다. 앞서서 필자는 오픈 힐링 iGBR에서 흔히 임플란트 위로 뼈가 타고 올라온 다고 이미 앞서 설명하였다. 이것은 임플란트의 특징일 수 있고, 지대주의 형태 때문일 수도 있지만 필자는 오픈 힐링 후에 생기는 판막 하방에 박혀있는 골이식재 때문에 생긴 현상이라고 믿고 있다. 임플란트 주변에 뼈가 많은 것은 보기 좋은 일이다.

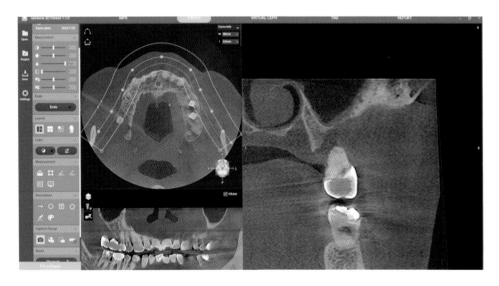

▶◀ **6-29 10번대 수술을 위해 재내원했다.**

이후에 이 환자는 10번대에도 임플란트 식립을 위해 내원했고, 역시 동일한 방법으로 심각한 결손부였지만 iGBR-s (바로 다음에 설명됨. 상악동 거상술을 예방하는 방식임)을 시행하였다. 필자의 경우 필자가 직접 발치한 상악 구치부에서는 상악동 거상술을 별도로 하는 경우가 거의 없다. 상악동 거상술을 해야 할 필요성을 애초에 원천봉쇄하기 때문이다.

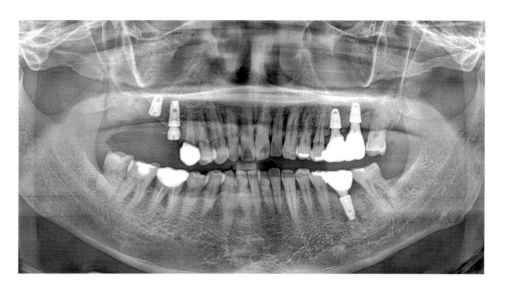

▶◀ **6-30** iGBR 4개월 뒤 임플란트를 식립하였다.

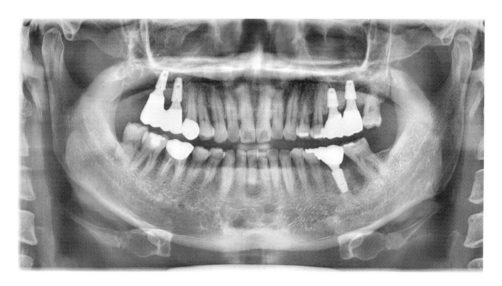

▶◀ **6-31** 4개월 뒤에 보철로 마무리한 증례이다.

다음 증례는 치주인으로서 고무적인 결과를 얻었던 증례이다. 손상된 자연치아 치주 조직의 재생은 엠도게인이나 GTR, 또는 iGBR로 해결을 할 수 있다. 하지만 peri-implantitis로 뼈가 녹은 경우에는 사실 재생이 쉽지 않다. 치주인대가 존재하는 것도 아니고 임플란트 표면에 reosseointegration이 된다는 근거도 부족하기 때문이다. 하지만 임플란트 주변에 iGBR을 시행한 경우 골이 잘 만들어지는 현상이 관찰된다. 이 역시 iGBR-v 의 좋은 적응증이라 생각한다.

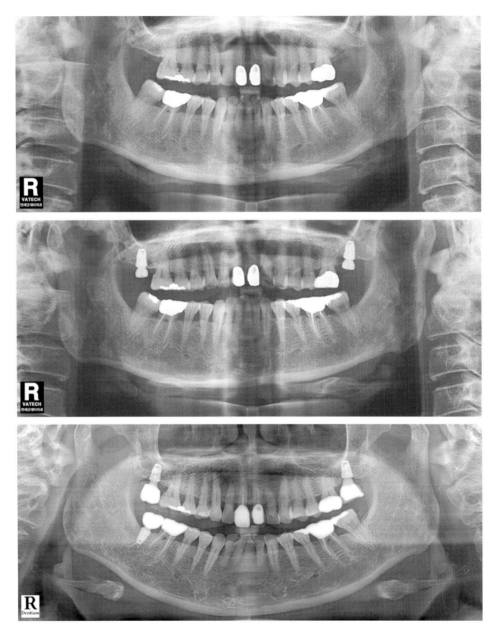

▶️ 6-32 #16 발치 후 iGBR 증례

이 환자는 일련의 절차를 거쳐 #17, 27 임플란트를 심은 환자이다. #17 mesial 부위에 음식이 좀 저류되었을 것 같고 아니나 다를까 그쪽 부위에서 골흡수가 시작되어 결국 #16을 발치하게 되었다.

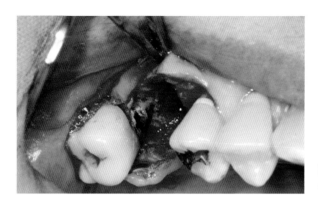

▶️ **6-33 #16 발치 후 소견.** 임플란트 표면이 노출되어 있다.

발치 후 임상 상황을 보니 17번 임플란트 표면이 드러날 정도로 심하게 뼈가 녹은 것이 관찰된다. #16 부위에는 iGBR을 하면 골이 생기겠지만 과연 #17 부위에도 골재생이 일어날까?

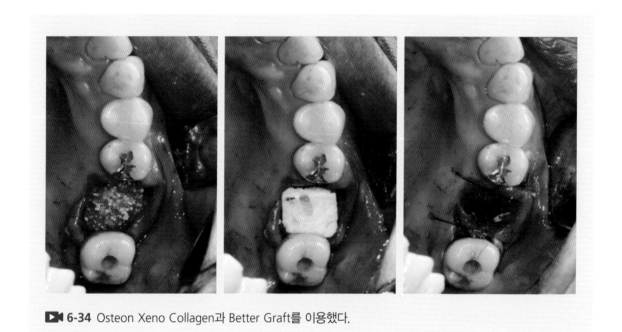

▶️ **6-34** Osteon Xeno Collagen과 Better Graft를 이용했다.

동일한 방법으로 iGBR을 시행하였다. 단 이때는 임플란트 표면을 처치하기 위해 여러 가지 도구와 재료를 사용하여 통법으로 알려진 decontamination을 시행하였다. 덴티움 사에서 나온 Osteon Xeno Collagen, Better Graft, Hidden X 수처를 사용하였다. Osteon Xeno Collagen은 Bio-Oss Collagen과 매우 비슷한 성분의 구성으로 이루어져 있고 실제 적용 시 손맛은 훨씬 쫄깃쫄깃한 맛이다.

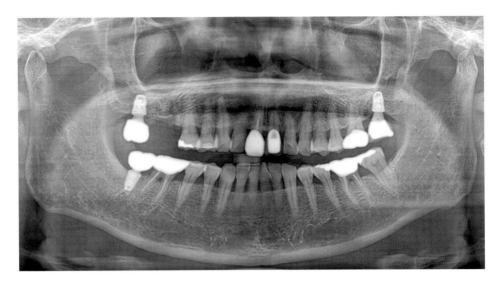

▶️ **6-35 iGBR-v 직후의 모습.** #16 부위의 골이 치밀하게 들어간 모습이 관찰된다.

3개월 뒤 임플란트 식립 전 모습이다. 17번 임플란트 mesial 부분의 뼈가 안정적으로 잘 재생된 것이 관찰된다. Reosseointegration이 발생했는지는 정확히 알 수 없지만 최소한 방사선학적으로는 매우 긍정적인 결과로 판단된다.

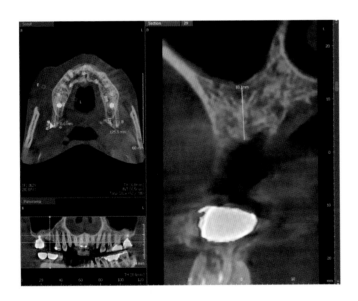

▶️ **6-36** CBCT에서도 재생된 골질, 골양이 모두 충분해 보인다.

높이가 10 mm로 측정이 되어 임플란트를 어렵지 않게 심을 수 있을 것으로 생각된다.

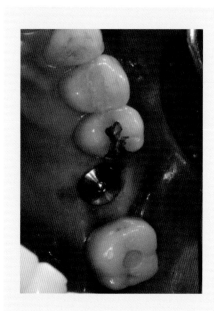

▶ 6-37 Flapless로 임플란트를 심은 직후의 소견이다.

골도 좋고 각화치은도 두꺼우니 굳이 판막을 열 필요가 없다. 5 mm 티슈 펀치를 이용해서 연조직을 절개하였고 그 자리에 손쉽게 임플란트를 식립하였다. 다시 한 번 강조하지만 iGBR 부위에 임플란트를 식립할 때는 반드시 한 단계 적은 드릴링을 통해 1차 고정을 확실히 얻어야 한다.

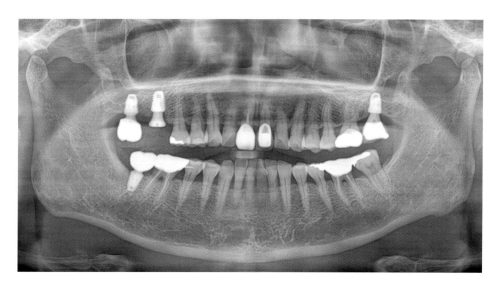

▶ 6-38 임플란트 식립 직후 파노라마

임플란트 수술 중 필자는 환자 동의하에 core biopsy를 통해 조직 검사를 하였는데 흥미로운 결과가 관찰되었다.

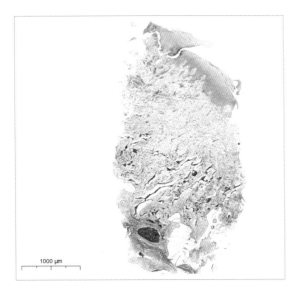

▶ **6-39** 조직 슬라이드에서 상부 연조직이 잘 관찰된다. 자세히 관찰해 보도록 하자.

조직 슬라이드에서 보이는 상피 하방의 결체조직 속에서 파란색 물결무늬가 관찰되었다. 3개월에서 4개월이 되어 가는 시점에서 관찰되는 이 조직은 바로 콜라겐이다. 오픈 힐링 iGBR을 하면서 상부 노출된 Better Graft는 다 사라지는 것은 아닌가 다들 많이 궁금해하지만 분명 일부 녹거나 씻겨 나가는 부분도 많다고 생각한다. 하지만 중요한 것은 하부의 콜라겐은 아주 빠른 속도로 혈관이 이주해 오는 공간(scaffold)을 제공해 주게 되고 자신은 환자의 연조직 속으로 함입이 되어 들어간다. 이 잔사가 이렇게 조직에서 관찰되는 것이다. 따라서 우리 눈에는 사라지는 것처럼 보이지만 필자는 결코 보이지 않는다고 사라지는 것은 아니라는 것을 믿게 되었다.

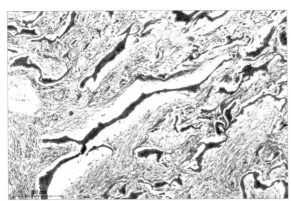

▶ **6-40** 클로즈업 한 소견에서 콜라겐의 잔사가 더 잘 관찰된다.

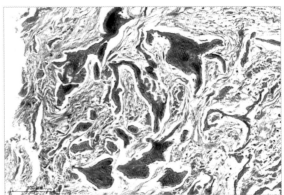

▶ **6-41** 신기하게도 일부 콜라겐 그라프트에서는 붉은색 조직들이 관찰된다. 대부분 콜라겐이 성숙하게 되면 이렇게 붉은색으로 염색이 되는데 어떤 의미에서는 미성숙한 골조직이라고도 볼 수 있을 듯하다. 매우 긍정적인 현상이다.

아래 환자는 수직적으로 심한 골흡수가 발생하였고 인접치아 역시 위태로운 상황이라 자연치아 발치가 다수 예정되어 있었으나 iGBR-v로 꽤 좋은 결과를 얻을 수 있었다. 예전과 같이 발치하고 기다렸다가 임플란트를 했다면 분명 복잡한 골이식 방법과 공격적인 수술을 통해 환자도 고생을 했고 술자도 힘들었을 것이다. 하지만 이제 필자의 일상은 '노 스트레스'이다. 모든 수술이 쉬워졌고 치유는 더 나아졌다. 환자 역시 만족도가 매우 높다. 모두가 행복한 술식이다.

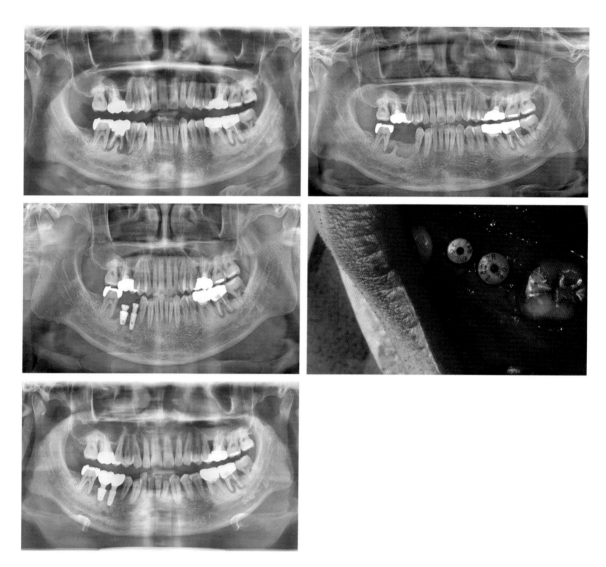

▶️ **6-42** #46 치아의 치근 파절로 인해 골흡수가 시작되었고 그 결과 #45 치아도 심한 치주염에 이환되었다. #47 치아의 근심면도 역시 심하게 골흡수가 발생했으나 iGBR-v의 효과가 있을 것으로 사료되어 도전하였다. 발치 후 최대한 골을 이식하여 수직적으로 꽤 높이 끌어올린 것을 볼 수 있다. 오픈 힐링이기 때문에 각화치은의 양은 충분해질 수밖에 없다. 임플란트 2개를 식립하였고 임상적으로 꽤 두꺼운 각화치은과 골 외형이 관찰된다. 이후 3개월 뒤 보철을 마무리하였다.

다발성 우식으로 #36, 37, 38, 46, 48 발치를 예정하였다. 다른 부위는 몰라도 #37 부위만큼은 수직적인 골흡수가 많았기에 iGBR을 통해 수직적으로 골을 재건하기로 계획하였다. 대부분 발치 후 기다렸다가 임플란트를 심게 되면 아무리 골이식을 잘한다 해도 수직적인 골재건은 쉽지 않음을 임상가들은 잘 알고 있다. 하지만 발치 직후라는 가장 좋은 치유의 타이밍을 놓치지 않는다면 이렇게 손쉽게 수직적인 골재건이 가능하고 이를 통해 누가 보더라도 이상적인 위치에 이상적인 임플란트-크라운 비율을 가진 수복이 가능해진다. 뼈도 좋지만 각화치은도 두꺼워지는 것은 두말하면 잔소리다. 한 번 탈이 난 부위에 임플란트를 심기 때문에 이전보다 더 튼튼하게 만들어 놓고 시작하는 것이 좋지 않을까?

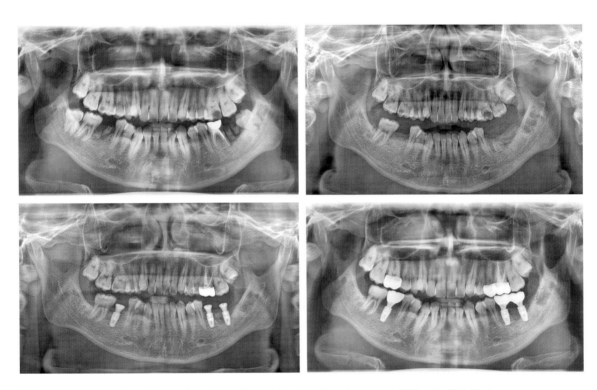

▶️ **6-43** 다발성 치아 우식으로 다수 발치를 한 경우 iGBR을 통해 수직적으로 골을 끌어올린 증례

6-3. iGBR-s: 상악동 거상술의 필요성을 원천봉쇄하다.

앞서 이야기한 iGBR-v는 발치와의 치유 포텐셜을 이용해서 인접 자연치아 주변의 상실된 치주조직을 수직적으로 재건하는 테크닉을 의미한다고 설명했다. 이번에 언급할 iGBR-s는 상악 구치부에서 iGBR을 통해 발치와 부위의 골재건을 하면 상악동 거상술을 해야 할 필요성을 (거의) 없앨 수 있는 술식이다. 환자들이 느끼는 상악동 거상술은 상상을 초월할 정도의 공포스러운 술식인 듯하다. 그리고 무리하게 상악동 거상술을 했다가 감염이 되어서 고생한 사례를 주변에서 듣고는 더더욱 상악동 거상술을 두려워하는 사람이 많다. 이런 환자에게는 iGBR을 통해 상악동 거상술을 피할 수 있다, 또는 최소화할 수 있다는 소식이 매우 매력적일 수밖에 없다. 술자 입장에서도 수술이 쉬워진다는 장점이 있으니 이 또한 즐거운 일이다.

iGBR-s에 대해 조금 더 이론적으로 자세히 언급하겠다. 한국인 카데바 연구를 통한 상악 제 1대구치, 상악 제 2대구치 치근과 상악동 하연의 관계에 대한 연구가 있다. (33 sides (19M/14F) Avg 55.8 years) 연구를 통해 살펴보니 상악 대구치 치근첨과 상악동 하연과의 사이에 아래와 같은 분류가 가능했다. 1부터 5까지의 유형을 볼 수 있는데 자세히 살펴보면 타입 1을 제외하고는 모두 대구치의 치근첨이 어떤 형태로건 상악동 하연보다 높이 위치하는 것을 볼 수 있다.

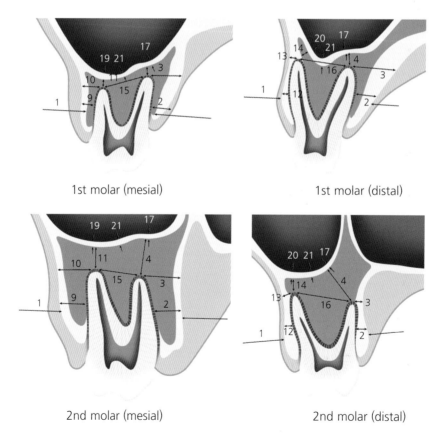

1st molar (mesial)   1st molar (distal)

2nd molar (mesial)   2nd molar (distal)

▶️ **6-44** 대구치의 치근첨과 상악동 하연과의 거리를 각각 측정해 보았다. Topographic anatomy of the inferior wall of the maxillary sinus in Koreans Kwak et al., JOMS 2004:33; 382-388

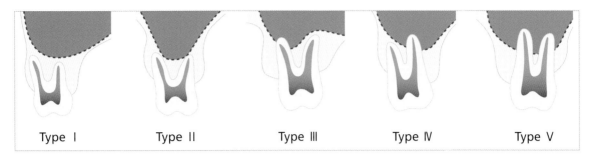

| Type Ⅰ | Type Ⅱ | Type Ⅲ | Type Ⅳ | Type Ⅴ |

▶️ **6-45 상악동 하연과 제1대구치 근첨과의 관계를 분류한 그림.** 유형 1을 제외하고는 모두 어떻게든 상악동 하연보다 근첨이 위로 위치하고 있다.

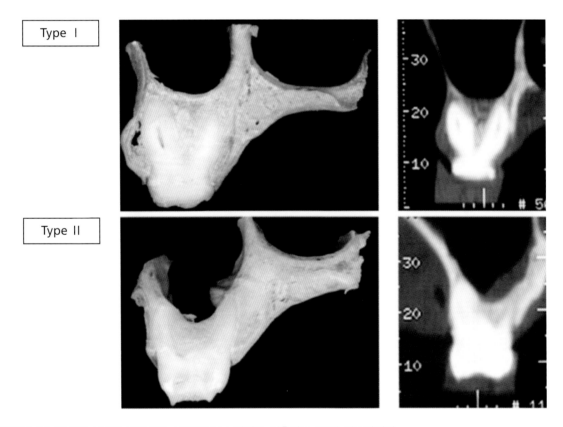

▶️ **6-46** 카데바 시편을 단면으로 삭제하여 그 길이를 실측하고 CT와 비교하였다.

유형	상악 제1대구치	상악 제2대구치
I	12 (54.5%)	11 (52.4%)
II	4 (18.3)	6 (28.6%)
III	1 (4.5%)	3 (14.2%)
IV	3 (13.6%)	0 (0%)
V	2 (9.1%)	1 (4.8%)

표 6-1 **5분류의 빈도를 퍼센트로 분석한 결과.** 유형 1이 54%이고 나머지는 모두 치근첨이 상악동저보다 높은 유형에 속한다.

그 빈도를 표를 통해 살펴보면 거의 50%의 경우가 type 1이다. 즉 나머지 50% 환자에서는 발치 후에 아무것도 하지 않게 되면 어떠한 형태로든지 간에 임플란트를 심을 때 상악동 하연을 침범하는 형태로 임플란트가 심어질 수밖에 없는 결론을 내리게 된다. 특히 상악동 하연의 주행도 매우 중요한 요소인데 하연의 바닥이 위로 솟구쳐 있는 경우에는 발치 후 더더욱 빠른 속도로 함기화가 발생하면서 상악동 거상술을 해야 할 가능성이 매우 높아지게 된다. 이러한 부위에서 iGBR을 하지 않는다는 것은 '나는 다음에 반드시 상악동 거상술을 할 것이다'라는 선언이나 다름없다. 환자들이 안 좋아하지 않을까?

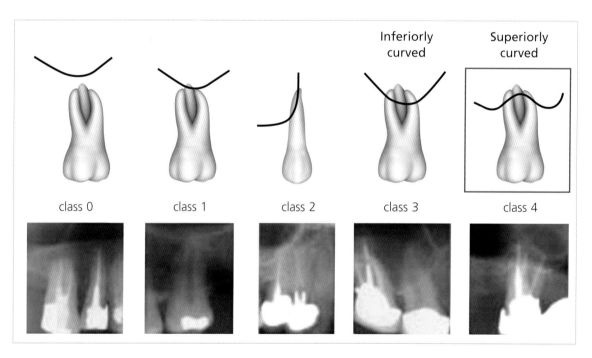

▶ **6-47** 상악동 하연이 위로 들려 올라간 상악동 하연을 특히 주의해야 한다. Maxillary sinus pneumatization following extractions: a radiographic study. Sharan et al., JOMI 2008 23 (1) 48–56

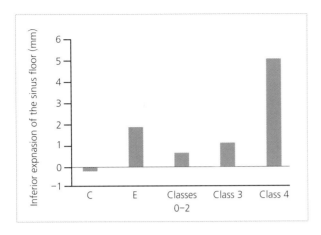

▶ **6-48** 앞선 논문에서 나온 데이터를 보니 상방으로 솟구친 상악동 하면의 형태에서 가장 큰 상악동 팽창, 즉 하연의 하방 변위가 발생하였다.

연구를 통해 보니 class 4에서 아주 많은 양의 상악동 팽창이 관찰되었다. 아래 그림을 보면 상악동 안으로 올라온 듯한 뼈가 사실은 그저 치아에 붙어있는 얇은 판 내지는 껍질 정도에 불과한 것을 볼 수 있다.

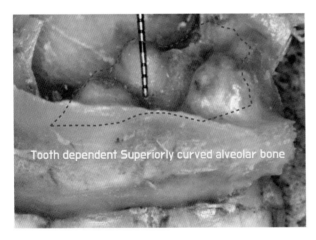

▶ **6-49** 상악동 내부로 치근이 돌출된 경우 주변에 골조직이 둘러싸고는 있지만 사실 이 뼈는 치아가 사라지고 나면 덩달아 사라질 운명이다.

발치를 하는 순간 치아에 의존하여 붙어 있던 얇은 뼈들 역시 사라질 수밖에 없다. 결국 상악동은 팽창하게 되고 이 부위에 임플란트를 심기 위해서는 상악동 거상술을 해야 하게 될 것이다. 따라서 이러한 상악 구치부 발치 후에 발생하는 문제를 해결하기 위해 이탈리아의 Rasperini 교수님은 상악 발치 후 상악 구치부에 iGBR (이당시에는 치조제 보존술이었지만)을 시행하면 상악동 거상술을 안 해도 되거나 그 빈도를 줄일 수 있지 않을까를 생각했다. 무려 20년 전의 일이다. 이 논문에서는 무작위 대조군 연구 수준까지는 하지 않았고 컨셉을 비교하고 검증하기 위한 연구로 진행을 하여 환자를 2개의 군으로 나누었다. 한 군은 상악 구치부에서 발치를 하고 아무 처치를 하지 않은 다음에 임플란트를 심기로 하였고, 나머지 절반은 치조제 보존술을 하고 임플란트를 심기로 하였다. 그 결과 높은 빈도로 아무 처치도 하지 않은 경우에서는 상악동 거상술을 해야만 했고, 치조제 보존술을 한 경우에는 상악동 거상술을 해야 되는 빈도수가 현저히 줄어든 것을 알 수 있었다.

Group 1 (n=8) Non grafted extraction sockets

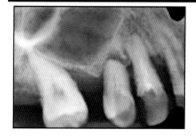 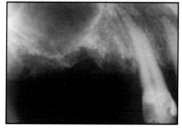 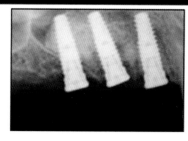

Fig 8   Radiographs of a control site (left) before tooth extraction and (center) after 6 months of healing. Sinus augmentation was performed and (right) implants were placed.

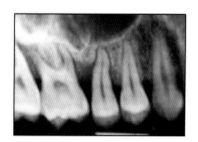 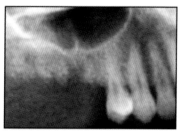 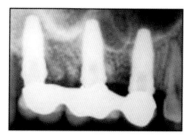

Fig 9   Radiographs of a test site (left) before tooth extraction and (center) after 6 months of healing. (right) Implants were placed without performing a sinus augmentation procedure.

Group 2 (n=8) Grafted extraction sockets

▶◀ 6-50 Rasperini 교수님의 혁신적인 임상 연구. 치조제 보존술을 통해 상악동거상술의 필요성을 줄일 수 있다는 가능성을 제시한 논문이다. Socket grafting in the posterior maxilla reduces the need for sinus augmentation. Rasperini et al., IJPRD 2010 30(3) 265-273

그래서 필자 역시 비슷한 연구를 진행하고 논문을 발표한 적이 있고 (Alveolar Ridge Preservation of Maxillary Molars for Implant Placement Without Sinus Lift Surgery: Case series. Implantology, 22(4), 220-235.) 이탈리아 연구진 (Biomed Res Int. 2018; 2018: 9352130), 그리고 연세대학교 치주과에서도 비슷한 연구가 진행되어 유사한 결론을 내린 바 있다 (Alveolar ridge preservation in the posterior maxilla reduces vertical dimensional change: A randomized controlled clinical trial Clin Oral Implants Res 2019 Jun;30(6):515-523). 필자는 10년 전에 이런 치조제 보존술을 상악동을 행복하게 할 수 있는 치조제 보존술이라 하여 **SHARP (sinus happy ARP)**라고 불렀다. 하지만 이제는 ARP라고 더 이상 부르지 않기 때문에 현재 이 술식의 명칭은 **iGBR-s** 라고 부르는 것이 좋을 것 같다.

다음 엑스레이를 참고하면, 27번 발치 후에 아무것도 안 했었더라면 분명히 임플란트를 심을 때 상악동 거상술을 요구했을 증례이다. 단면도를 보아하니 정말로 뼈가 얇았고 저 부분에 이식재를 지금과 같이 넣지 않았더라면 이 상태의 뼈를 만들 수 없었을 것이다. 자세히 보면 오히려 뼈가 위쪽으로 조금 자라 올라온 것이 보인다. 콜라겐 뼈를 꽉꽉 다져 넣는 것의 효과가 아닐까 생각해 본다. 임플란트를 아주 손쉽게 식립을 하였고, 중요한 것은 수직적으로도 개선이 되었지만 수평적으로도 두꺼운 뼈가 만들어져서 임플란트 주위로 좋은 뼈와 각화치은으로 둘러쌀 수 있었다. 상악동 거상술 수술에 대한 두려움이 있는 환자들에게는 좋은 대안이 될 수 있고 술자에게도 훨씬 수술을 간단하게 하면서 동시에 좋은 골레벨에 이상적인 형태로 임플란트를 심을 수 있는 방법이 될 것이다.

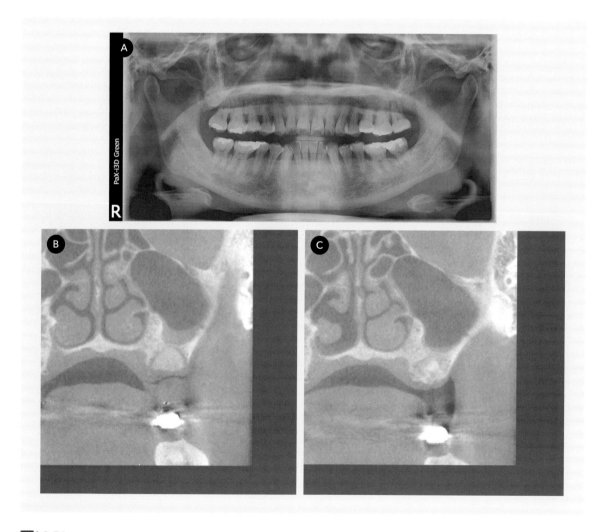

▶️ 6-51
🅐 #27 발치 전 파노라마 사진
🅑 iGBR 직후의 CBCT coronal view이다. 발치와 내에 Bio-Oss Collagen이 잘 충전된 것이 보인다.
🅒 4개월 뒤 골광화가 잘 일어난 것이 확인된다.

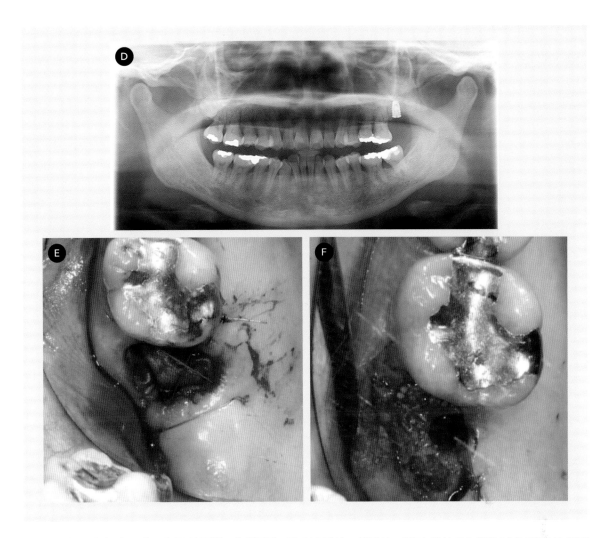

D 임플란트 식립 시 골밀도가 좀 부족했는데 임플란트를 심으면서 드릴링이 과하여 아쉽게도 힐링 어버트먼트를 연결하지 못했다. 수술을 간단하게 만드는 장점이 있는 iGBR에서 이런 일이 있어서는 안 되겠다. 무조건 고정을 얻어야 한다. 언더 사이즈 드릴링은 필수이고 때로는 1-2단계 정도 드릴을 줄여야 하는 경우가 있다.

E iGBR 직후의 모습

F 4개월 후 임플란트 식립 시 모습. 임상 연구에 포함된 환자여서 조직 채득을 위해 core biopsy 구멍이 있는 것이 관찰된다.

iGBR-s의 또 다른 증례이다. 71세 여환으로 26번 발치하고 임플란트를 심어야 되는데 치조정에 골흡수가 있는 반면에 상악동 하연에 알 수 없는 조직이 존재하였다. CBCT를 통해 보니 피질골이 얇게 존재하는 것이 관찰된다. 흔히 말하는 외골증이 상악동 내부로 발생한 것이 관찰된다. 만일 iGBR을 하지 않았더라면 저 외골증을 피해 어떻게 상악동 거상술을 했었을까? 불가능했었을 것이다.

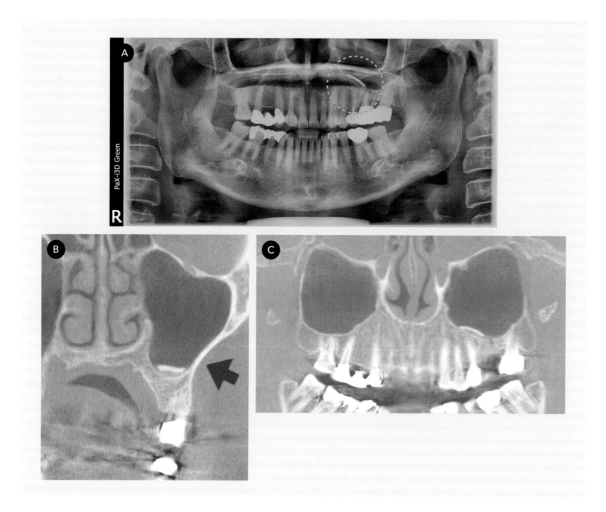

▶️ 6-52

Ⓐ #26 발치 전 파노라마. 상악동 하연에 알 수 없는 골이 관찰된다.
Ⓑ CBCT에서 확인한 결과 외골증으로 관찰된다. 이 부분에 상악동 거상술을 해야 했다면 상악동막의 박리를 어떻게 했어야 했을지 난감하다.
Ⓒ iGBR 직후의 모습이다. Bio-Oss Collagen이 잘 충전되었다. 자세히 보면 #27 mesial 부위는 수직적으로 더 충전된 것이 보인다. 그래서 이 술식은 결코 '보존술'이 아니라 '증강술'인 것임을 다시 한 번 확인할 수 있다.

임상 사진을 다시 한 번 정리해 보면 발치 후 iGBR을 시행하였고, 4개월 뒤 flapless로 임플란트를 심었다. 뼈도 좋고 각화치은도 좋으니 굳이 판막을 열 필요가 없다. 방사선학적으로 관찰해 보면 crown delivery 후에 임플란트 상부까지 골이 올라온 것이 보인다. 다시 한 번 말하지만 골이 실제로 자라 올라온 것일 수도 있고, 아니면 판막에 파묻혀 있던 골이식재가 광화된 것일 수도 있다. 여하튼 이것은 오픈 힐링의 특징적인 현상이다.

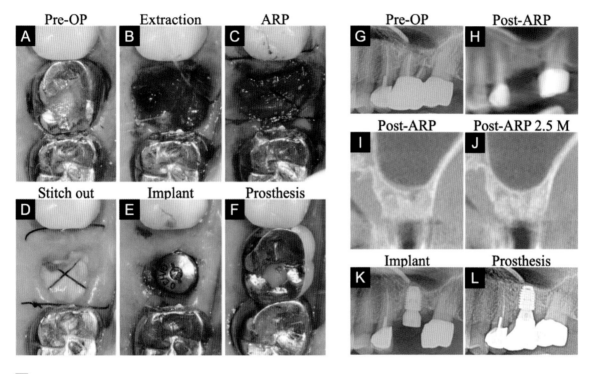

▶ 6-53

이번에 소개할 iGBR 증례야말로 iGBR-s 및 iGBR-v의 전형적인 사례이다. 협, 설측으로 어떠한 뼈도 존재하지 않고 그나마 mesial, distal 쪽에 뼈가 관찰된다. 치아를 빼고 아무것도 안 했다면 아주 어려운 골이식과 상악동 거상술을 분명 포함했을 것이다. 하지만 발치하고 골이식하고 봉합하는데 7분(실제로 필자는 수술 시간을 측정하고 있다.), 4개월 뒤 임플란트를 심는 데 10분이면 모든 수술이 끝이다. 그런데 골과 각화치은은 그 어떤 술식으로 한 것보다 더욱 두껍고 강인하다면? iGBR이 바로 오늘의 최종 승자가 되는 이유이다.

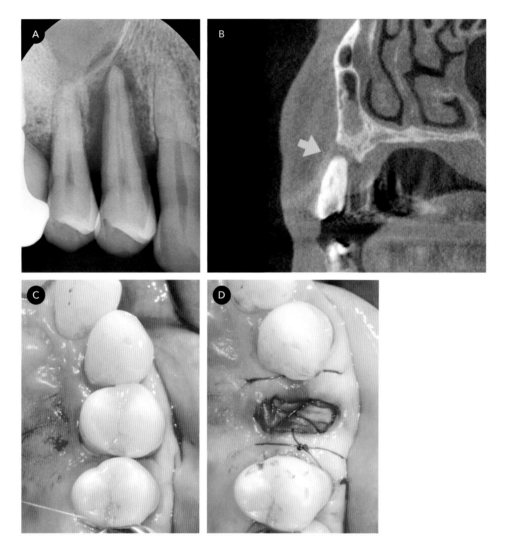

▶️ **6-54**

ⓐ #14 치아의 심각한 치주염으로 인해 골흡수가 진행되었다. 다행히 근원심측으로는 조금의 골이 존재한다.

ⓑ CBCT를 살펴보면 협설측으로는 전혀 골이 존재하지 않는다. 발치 후 아무것도 하지 않고 치유를 시켰다면 이후 분명 쉽지 않은 임플란트 케이스가 되었을 것이다.

ⓒ 다행히도 환자는 각화치은이 두꺼운 thick biotype의 환자였고, 14번을 발치한 후에 콜라겐 뼈(Bio-Oss Collagen)를 꽉 꽉 다져 넣었다.

ⓓ 콜라겐 막(Bio-Gide)으로 피개하였고 Hidden X 수처 시행하였다.

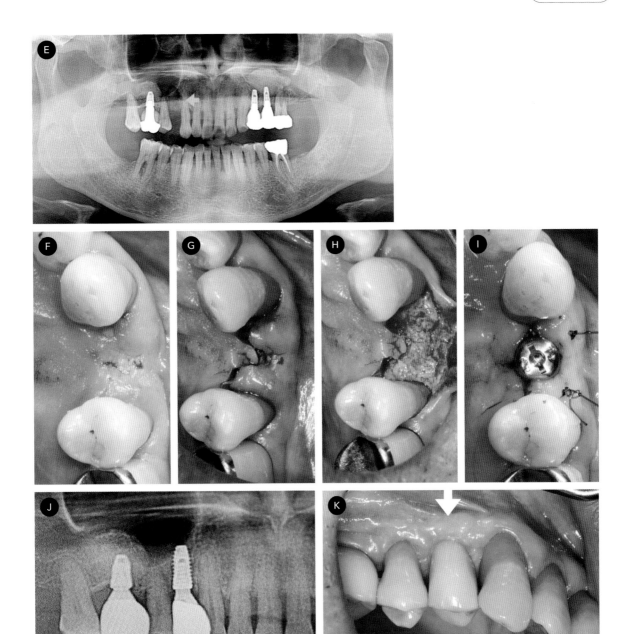

E iGBR 직후의 파노라마 사진

F 4개월을 치유시킨 소견. 아주 두툼한 각화치은으로 형성된 것이 관찰된다.

G 이후 치간유두를 재건해 주기 위해 PK flap을 진행하였다. 원한다면 flapless 임플란트도 충분히 가능하다. 하지만 이 경우에는 판막을 열어서 실제 골재생을 확인하고 싶은 마음도 있었기에 PK flap을 진행했다.

H 판막을 열어보니 역시 좋은 뼈가 만들어져 있다.

I 다만 임플란트 풀드릴링은 절대 하면 안 된다. 한 단계 작은 크기의 언더드릴링을 통해 임플란트의 1차 고정을 얻어야 되고 그랬기에 힐링 어버트먼트를 연결할 수 있었다. 이후에 internal mattress suture를 통해 치간유두를 everting 시키는 방법으로 봉합을 진행하였다.

J 보철 완료 후의 방사선 소견

K 임상적으로 두꺼운 각화치은과 두꺼운 뼈를 가진 임플란트가 안정적으로 마무리된 것이 확인된다. 이 임플란트가 얼마나 튼튼하게 오래 버틸 수 있을지 생각만 해 보아도 마음이 행복하다.

가장 최근에 한 증례를 살펴보자. 아마도 iGBR-s의 가장 대표적인 증례라 할 수 있을 것이다. #26 발치를 한 뒤 바로 iGBR을 시행했다. Palatal root 쪽으로 얇은 상악동 하연이 관찰된다. 발치 후 이 부분까지 Lego Graft를 잘 채워주었고 3개월 기다렸다. 구치부의 넓은 범위만큼 각화치은 재생이 잘 되어서 다행히 flapless 방식으로 3분 만에 임플란트 식립을 마무리할 수 있었다. 한 단계 언더 사이즈 드릴링을 했기에 Astra 코니컬 타입 임플란트 5.0 x 9 mm가 30 Ncm으로 잘 고정이 얻어진 것을 확인할 수 있다. #26 치아의 치근 모습을 보면 치아의 길이가 상당히 길었던 것을 볼 수 있다. 그리고 이 치근이 상악동 내부로 높게 올라가 있었지만 오히려 이를 적극 이용하여 발치 즉시 그 부분에 골을 가득 잘 채웠기에 이후 재생된 공간에 임플란트를 잘 심을 수 있었다. iGBR-s가 아니었다면 분명 상악동 거상술을 측방이건 치조정 접근이건 했어야 할 상황이었지만 간단히 방지할 수 있었다. 수술이 쉬워지고 체어 타임은 짧아지며 임플란트는 좋은 뼈와 두꺼운 각화치은에 둘러싸이게 되는 결과가 얻어지니 장점이 정말 많은 술식임을 다시 한 번 알 수 있다.

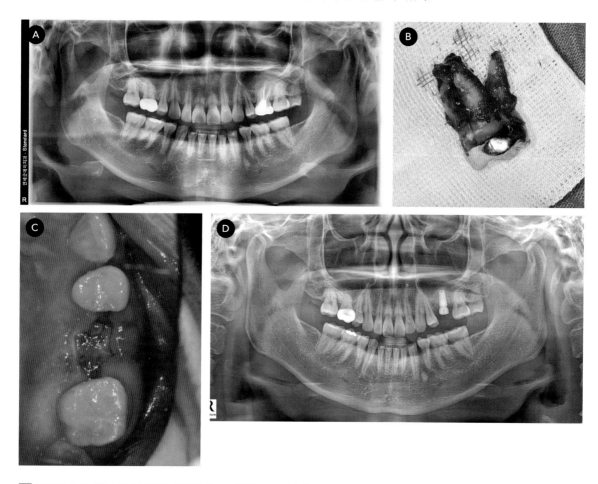

▶️ 6-55 #26 발치 후 iGBR을 시행하였다. 재료는 LPG였다.

Ⓐ 발치 전 파노라마. #26 발치 후 아무것도 하지 않는다면 분명 상악동 거상술을 해야 할 가능성이 매우 높다.

Ⓑ 발치된 #26 치아의 모습

Ⓒ 오픈 힐링 iGBR 후 10일 뒤 모습. 안정적인 좋은 치유를 보여주고 있다.

Ⓓ 3개월 뒤 임플란트를 식립하였고 아무런 추가 골이식 없이도 임플란트는 잘 식립되었다. 만일 iGBR을 하지 않았었다면 분명 상악동 거상술 수술을 별도로 진행해야 했을 것이다. 하지만 수술은 너무나도 쉽게 flapless로 잘 진행되었다.

여기까지 필자가 사용했던 재료들을 다시 한 번 전체적으로 정리하면 LPG라는 이름으로 요약할 수 있는데, 레고 그래프트(Lego Graft), 연어 주사(PDRN), 그리고 베러 그래프트(Better Graft)이다. 필자는 필자가 좋아하는 이 재료들을 주변에 좀 더 저렴한 가격으로 나눌 수 있도록 협상력을 높이고자 '알파베러(alphabetter)'라는 회사를 만들고 제품을 제공하고 있다. 기회가 된다면 alphabetter.kr에서 회원가입을 하거나 https://bit.ly/alphabetterkakao를 통해 카카오톡으로 회원 가입 및 주문에 대한 절차 안내를 받아보시면 좋겠다. 이후에도 iGBR 뿐 아니라 다양한 레시피에 적합한 재료들을 엄격하게 선별하여 계속 소개할 예정이다. #치료의컨셉을제시합니다 #재료는거들뿐 이것이 바로 필자가 추구하는 방향이다. 결국 이 모든 것이 지향하고 있는 것은 좋은 진료를 환자분들에게 손쉽게 전달하는 미래를 만드는 것이다.

6-4. iGBR-sc: 임플란트 제거 후에

지금까지는 발치 후 임플란트를 심기 위한 iGBR에 대해서 이야기하였다. 이제는 자연치아가 아닌 임플란트 제거를 하는 경우 이후의 골이식에 대해 논하고자 한다. 필자는 ARP, 치조제 보존술이라는 용어를 사용하던 시절에는 SCARP라는 이름으로 이 술식을 불렀다. 임플란트가 한 번 실패하고 두 번째 기회를 주기 위해 좋은 뼈와 두꺼운 각화치은을 만드는 것이었기 때문에 두 번째 기회(second chance) 즉 SC-ARP라는 이름을 지은 것이다. 이 이름에는 또한 중의적인 의미가 있는데 지리학에서 땅이 움푹 파여 있는 곳을 scarp라고 부른다. 다만 이제는 ARP라는 용어를 더 이상 사용하지 않기 때문에 sc는 그래도 살려서 **iGBR-sc** 라고 술식의 이름을 정해 보았다. 모든 술식은 동일하다. 다만 치아를 발치한 곳이 아닌 임플란트를 제거한 곳에 시행하는 것을 **iGBR-sc**라고 한다. 나중에 증례를 보면 알겠지만 임플란트 실패 부위는 iGBR로 극복하는 것이 가장 효과적인 방법이 될 수 있다. 무엇보다 골파괴가 상당히 광범위하게 나타나며 각화치은이 상실되는 경우가 많기 때문에 iGBR을 통해 손쉽게 골을 만들고 각화치은을 증강한다면 두 번째 심는 임플란트는 아주 양호한 환경에 식립될 수 있다.

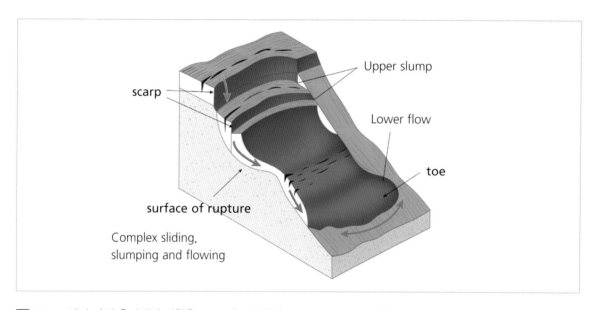

▶️ **6-56** 땅이 파여 흘러내진 지형을 scarp라고 부른다. peri-implantitis에서도 저렇게 뼈가 움푹 파인 부분을 볼 수 있지 않던가.

아쉽게도 임플란트는, 그리고 우리가 심은 임플란트도 세월이 지나면 peri-implantitis의 위험이 증가한다. 따라서 임플란트를 통해 기능을 회복하여 씹는 것도 중요하지만 관리 역시 중요하다. 통계에 따르면 전체 환자의 22%에서 peri-implantitis가 발생한다고 하고, peri-implant mucositis (임플란트 주위 점막염)은 43%나 존재한다고 하니 이것은 거의 피할 수 없는 숙명과도 같은 존재인 것 같다. 그렇다면 우리는 최악의 경우인 임플란트를 제거하고 다시 임플란트를 시작하는 상황에 대해서도 준비가 되어 있어야 할 것이다. 다만 미리 알아야 할 것은 자연치아의 발치와와는 사뭇 다른 환경이 되어 있을 것이라는 것을 미리 알아야 한다는 점이다.

증례를 한번 살펴보도록 하자. #46 임플란트 부위의 retrograde peri-implantitis가 발병하여 내원했다(단국
대학교 공준형 교수님 증례). 아마도 골 이식재나 임플란트 표면의 문제였던 것 같은데, 판막을 열어보니 일반
적이지 않은 골흡수가 관찰된다. 이것이 치주염이나 일반적인 염증과는 다른 특징이다. 임플란트 주변의 골흡
수는 경계가 아주 명확하고 흡수의 범위가 크다는 특징이 있다. 당연히 다시 임플란트를 심기에는 항상 버거운
결손부가 만들어진다. 수술하는 과정 중에 임플란트와 함께 협측골이 부서지며 임플란트가 탈락하였다. 이 상
황에서 자연 치유를 시킨다면 분명 임플란트를 심을 때 또 한 번 어려운 골이식을 해야 할 것이다. 하지만 우리
에게는 iGBR이 있다. 이 당시에는 콜라겐이 섞여 있지 않은 입자형 뼈를 사용했지만 그 외의 방법은 동일하였
다. 4개월 후에 판막을 열지 않고, 임플란트를 심을 수도 있었지만 판막을 열어보았다. 뼈가 잘 만들어진 것이
관찰된다. 임플란트는 한 단계 언더드릴링을 하였고, 강력한 고정이 확인되었다.

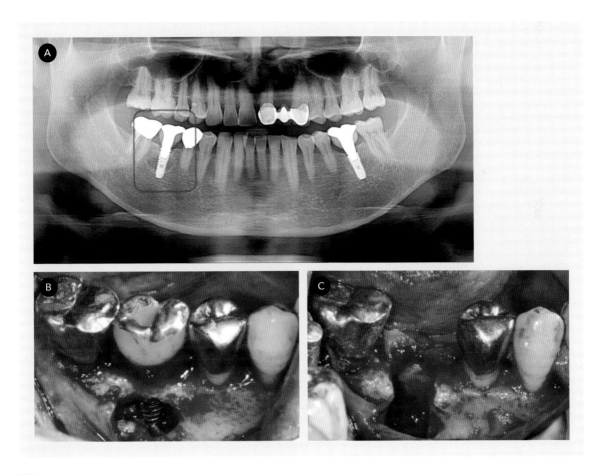

▶ 6-57

Ⓐ #46 임플란트의 retrograde peri-implantitis 병소 관찰
Ⓑ 판막 거상 후 소견. 결손부의 크기가 상당하다.
Ⓒ 염증 제거 중 임플란트와 협측골이 파절되었다.

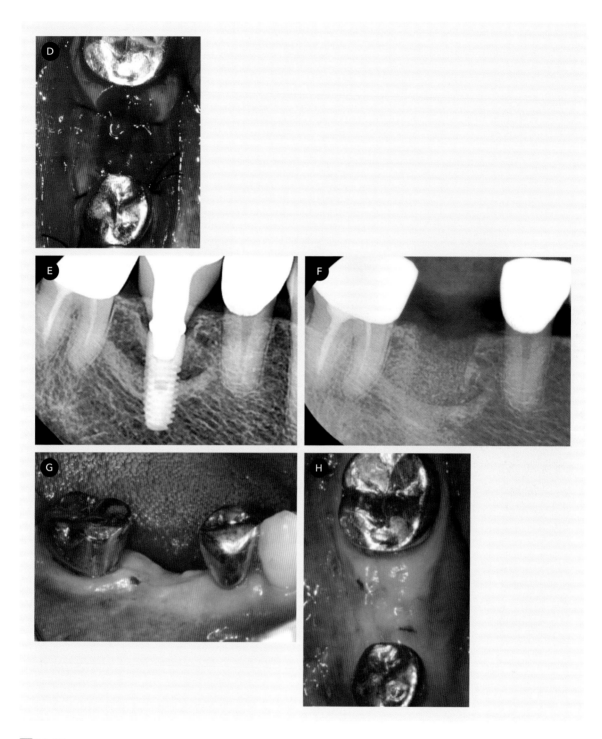

6-57

Ⓓ 임플란트 제거 부위에 iGBR을 시행하였다. 콜라겐이 섞인 골이 아닌 입자골을 사용하였다.

Ⓔ 기존 임플란트 제거 전 방사선 소견

Ⓕ 임플란트 제거 후 iGBR-sc 후 방사선 소견

Ⓖ 4개월 후 치유 소견

Ⓗ 임플란트 식립 전 교합면에서 본 소견. Flapless로도 가능할 수 있는 상황이 되었다.

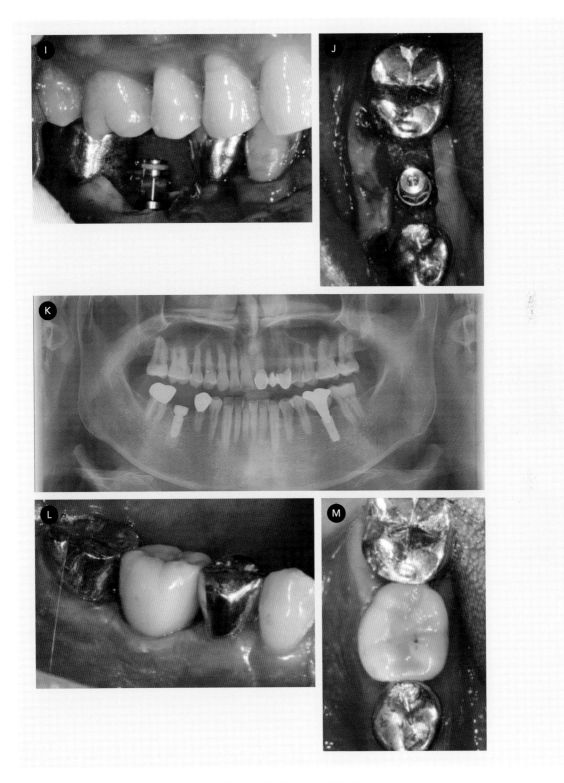

ⓘ 임플란트 식립 후 협측 소견. 골재생이 매우 양호하게 된 것이 확인된다.

ⓙ 임플란트 위치 확인을 위한 교합면 소견

ⓚ 임플란트 수술 직후 촬영한 파노라마 사진

ⓛ 최종 보철 후 소견. 협측으로 각화치은이 잘 형성된 것이 확인된다.

ⓜ 교합면 소견

임플란트 제거 후 시행하는 iGBR의 또 다른 증례이다. 익스터널 타입의 임플란트 십여년 사용하였고 #46 임플란트 주변으로 peri-implantitis 특유의 확장된 골흡수가 관찰된다. 임플란트를 제거하고 다시 골이식을 하여 임플란트를 심으려면 쉬운 일이 아닐 것이다. 하지만 iGBR로 아주 간단하게 재건이 가능했다. 다만 다시 임플란트를 심을 때는 익스터널 타입의 한계를 극복하기 위해 티슈 레벨 임플란트로 식립하였다.

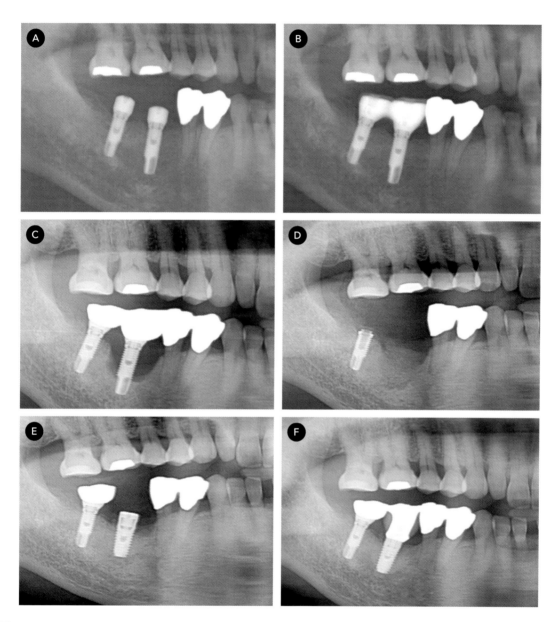

▶️ 6-58

Ⓐ 익스터널 임플란트 2개가 나란히 식립되었다.

Ⓑ 보철물 체결 후 방사선 소견

Ⓒ #46 임플란트의 심한 peri-implantitis로 광범위한 골결손이 관찰된다.

Ⓓ 크라운 제거 후 임플란트도 같이 제거가 되었다. iGBR을 시행하였다.

Ⓔ 4개월 후 임플란트를 식립하였다. 이 때는 추가적인 골흡수가 없도록 티슈레벨 임플란트를 식립하였다.

Ⓕ 최종 보철물 소견

임플란트 제거 후 iGBR-sc의 또 다른 증례이다. Peri-implantitis로 임플란트를 제거하고 있는 모습이다. 여기서 중요하게 보아야 할 것은 임플란트 주변에 각화치은이 없고 완전히 점막으로 둘러싸여 있다는 것이다. Peri-implantitis의 결과로 된 것인지, 아니면 부족한 점막 때문에 peri-implantitis가 온 것인지 모르지만, 필자가 접한 많은 peri-implantitis는 각화치은이 사라져 있고, 점막으로 완전히 둘러싸이는 경우들이 많았다. 이때 임플란트를 즉시 심는 것도 충분히 가능하지만 필자는 이 부분에 각화치은을 반드시 재건해 주어야 된다는 생각을 하였다. 그렇다고 FGG를 하고 싶지는 않았다. 이 증례에서는 Bio-Oss Collagen과 Bio-Gide를 수술 봉합은 Hidden X 수처로 마무리를 하였다. 주목해서 보아야 될 것은 치유 후의 모습이다. 임플란트 주변으로 정말 두꺼운 각화치은이 만들어졌고, 임플란트 보철물 연결 후 임플란트 주변의 각화치은이 역시 안정적으로 유지되고 있는 것이 관찰된다. 이전의 상황과는 완전히 다른 환경을 만들어준 것이다. 이렇게 심어진 임플란트는 향후 큰 문제없이 잘 사용할 수 있을 것이라 생각이 든다.

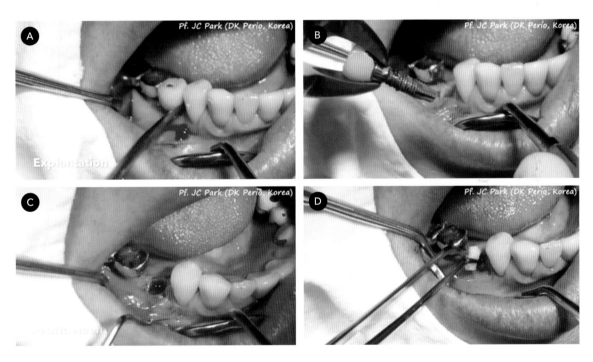

▶️ 6-59

Ⓐ peri-implantitis로 임플란트 동요도가 발생하였고 엘리베이터로 제거할 수준이 되었다.

Ⓑ 임플란트를 깔끔하게 제거하였다.

Ⓒ 임플란트 제거가 끝난 부위. 점막이 임플란트까지 밀고 들어온 것이 보인다. 전정도 없고 각화치은도 없다. 염증이 생길 수밖에 없는 조건이다.

Ⓓ Bio-Oss Collagen을 충전하고 있다.

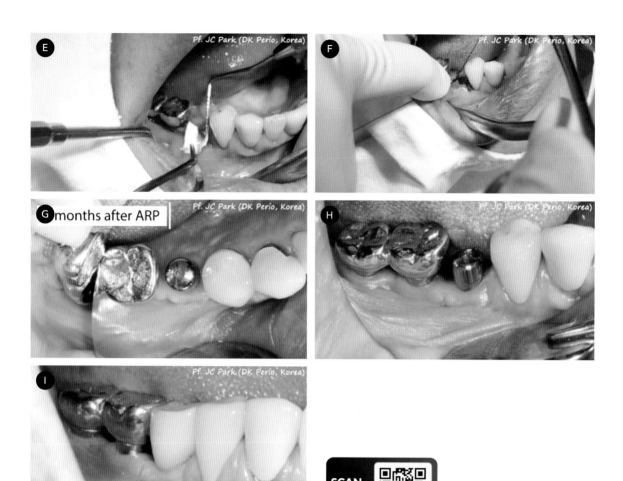

▶️ **6-59**

Ⓔ Bio-Gide로 피개하고 있다.

Ⓕ Hidden X 수처로 마무리한다.

Ⓖ 4개월 뒤 임플란트를 심으면서 설측의 각화치은을 협측으로 이동시켜 봉합해 주었고 다시 2달이 지난 뒤 임플란트 주면에 아주 두꺼운 각화치은이 완성된 것이 보인다. FGG를 한 것이 아니라는 사실이 놀랍다.

Ⓗ 협측에서 살펴보면 각화치은이 얼마나 많이 재건되었는지 보인다.

Ⓘ 최종 보철물 체결 후 소견

iGBR-sc의 강력한 재생력을 볼 수 있는 증례이다. 2개의 임플란트가 있었고 하나는 이미 탈락한 상태로 내원하였다. 두 번째 임플란트는 트래핀버를 이용해 어렵사리 제거하였다. 그 과정 중에 많은 치조골이 삭제가 되었다. 여기에 다시 임플란트를 2개 심어야 했는데 정말 막막하였다. 임플란트 제거에 너무 집중하다 보니 남아 있는 골이 없는 상황이 된 것이다. 하지만 자신감을 갖고 iGBR을 시행하였다. Bio-Oss Collagen을 넣고 Bio-Gide로 피개한 후에 Hidden X 수처를 각각 시행해 주었다. 열흘 뒤의 모습이다. 아주 치유가 좋다. 물론 약간 열려 있는 부분이 보이지만 자세히 살펴보면 상피가 이미 잘 피개하고 있는 것이 관찰된다. 빠른 속도로 콜라겐 멤브레인을 통해 상피화가 된 것이다. 4개월 뒤에 보면 아주 두꺼운 각화치은으로 재생된 것이 관찰된다. 판막을 열어보니 골 재생 역시 엄청난 결과를 보여준다. 임플란트를 한 단계 언더 사이즈로 드릴링하여 충분한 고정을 얻어주었고, 보철 직전의 모습이다. 얼마나 앞으로 임플란트가 튼튼하게 기능할지는 굳이 걱정하지 않아도 될 것 같다.

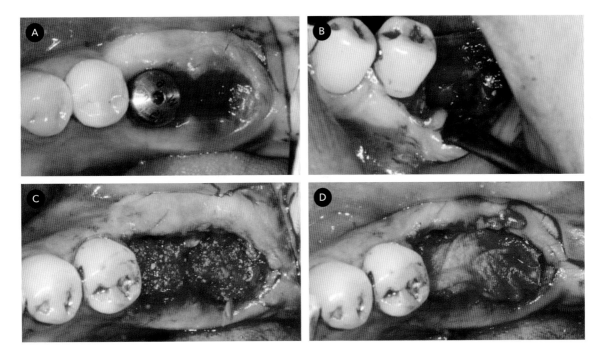

▶️ 6-60

ⓐ 임플란트 두 개 중 하나는 탈락, 하나는 실패 상대로 내원하여 2개를 제거하고 새로운 2개 임플란트를 심기로 하였다.

ⓑ 트레핀버로 남은 임플란트를 제거하였다.

ⓒ Bio-Oss Collagen을 강하게 충전하였다.

ⓓ Bio-Gide로 피개하였다.

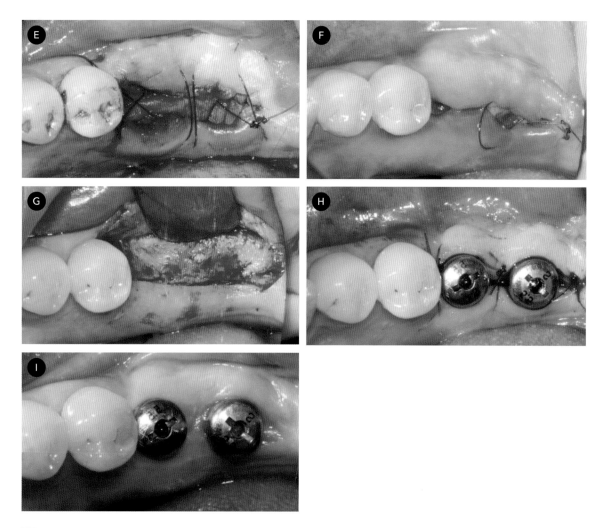

📹 6-60

🅔 Hidden X 수처를 각각 해주었다.

🅕 10일 뒤 발사를 위해 내원하였다. 아직 완벽하지는 않지만 빠른 속도로 상피화가 시작된 것이 관찰된다.

🅖 4개월 뒤 임플란트 식립을 위해 판막을 열었다. 정말 두꺼운 골이 만들어져 있다.

🅗 임플란트 2개를 식립하였다.

🅘 2달 뒤 소견이다. 골도 좋고 각화치은도 풍부하다. 보철이 올라가도 아주 튼튼하게 잘 사용할 수 있으리라 생각된다.

최근 들어 임플란트의 제거가 늘고 있다는 통계가 있다. 그만큼 오래된 임플란트도 많고 또 임플란트가 많이 남발되고 있다는 뜻이기도 하다. 아래 환자는 타원에서 전치부에 flapless 임플란트를 심은 뒤 #13 치아의 불편감을 호소하여 발치를 위해 내원하였던 분이다. #13 발치 중에 전치부 임플란트의 CT 소견을 보게 되었는데 광범위한 골파괴가 관찰되어 환자에게 고지하고 2개 임플란트를 마저 제거하고 iGBR을 시행하였다.

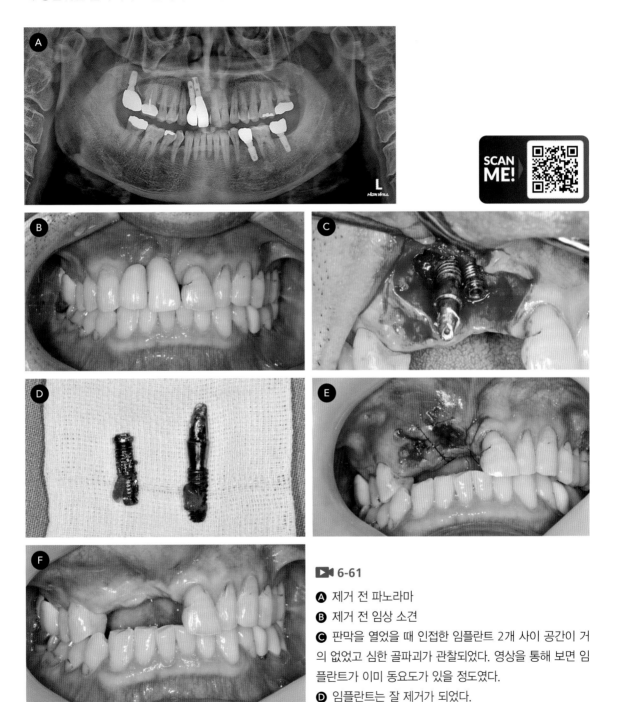

▶ 6-61

Ⓐ 제거 전 파노라마

Ⓑ 제거 전 임상 소견

Ⓒ 판막을 열었을 때 인접한 임플란트 2개 사이 공간이 거의 없었고 심한 골파괴가 관찰되었다. 영상을 통해 보면 임플란트가 이미 동요도가 있을 정도였다.

Ⓓ 임플란트는 잘 제거가 되었다.

Ⓔ, Ⓕ Bio-Oss Pen과 Lego Graft를 PDRN에 soaking하여 이식하였고 Alphabetter Membrane으로 피개하였다. 술후 4개월 뒤 소견으로 임플란트 시 추가 골이식을 예정하고 있다.

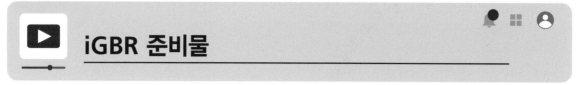

iGBR 준비물

지난 챕터에서는 iGBR의 이론, 그리고 적응증 및 iGBR의 다양한 변형 술식들에 공부하였다. 이제 실천으로 옮길 차례이다. 성공적인 iGBR을 위해서는 이에 적합한 준비물이 필요한데 이번 챕터에서는 준비물을 한번 자세히 살펴보도록 하겠다. 세상에 완벽한 재료는 없다. 하지만 재료들의 장단점을 잘 파악하여 서로의 부족한 부분을 보완하도록 mix & match 한다면 나만의 완벽한 재료 조합이 탄생할 수도 있다. 한번 그 내용을 살펴보도록 하자.

1) 마취

1개의 치아를 발치하기 위해서 리도카인 마취제 2개 앰플을 사용하는데 심한 염증이나 고름이 나오는 환자의 경우에는 반드시 '수술 중에 아프면 추가 마취 하겠다. 염증이 있으면 마취액이 뚫고 들어가지 못해서 그렇다'라는 설명을 하고 있다. iGBR을 선택하는 환자 중 대다수가 치과에 대한 공포심을 갖고 있는 이들이 많기 때문에 통증 조절을 완벽하게 하는 것은 필수이다. 따라서 언제든지 추가 마취할 준비를 하고 있다. 필요한 경우 덴티스 사의 Denops와 같은 골내 마취기도 구비하면 도통 마취가 안 되는 환자들(정말 1년에 한두 명 정도 있는 것 같다)에게 대처할 수 있을 것 같다.

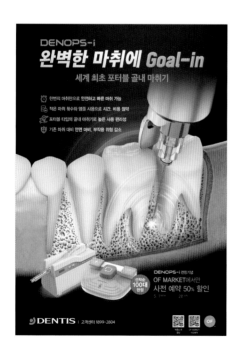

▶ 7-1 Dentis 사의 골내 마취기 Denops이다. 간혹 마취가 절대 안 되는 환자가 있는데 이런 환자조차도 골내마취를 하면 결국 마취가 된다.

2) 발치 기구

손에 익은 발치 포셉과 엘리베이터를 준비한다. 이외에 어트라우마이어와 같이 좀 더 치아를 잘 잡아주는 형태의 포셉도 좋다. 엔도 치료가 되어 있어 발치 중에 파절이 예상되거나, 치근이 너무 길어서 빼기 힘들 것 같은 경우에는 서지컬 발치로 준비하는 것도 좋다. 필자는 하이스피드 버에 피셔버를 달거나 로우스피드로 스트레이트 앵글에 카바이드 피셔버를 달아서 치아 주변을 디칭(ditching)해서 발치하는 것도 선호한다. 어차피 iGBR을 하여 골을 재건할 것이므로 골삭제에 대한 부담감이 한결 덜하기 때문이다. iGBR의 핵심은 간단하게 치아를 빼고 간단하고 신속하게 골이식을 하는 것이기에 발치에 시간이 지나치게 오래 낭비된다면 좋지 않다.

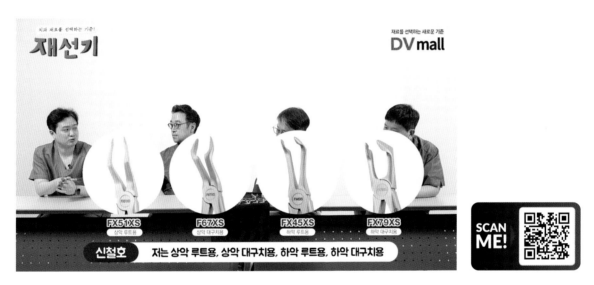

▶️ 7-2 발치 포셉의 신세계를 경험할 수 있을 것이다. 고가이기는 하지만 그만큼 확실한 투자라 생각된다.

3) 골이식재 (Bone graft)

(1) 레고 그라프트 (Lego Graft)

푸르고 사의 'The Graft'라는 이종골(돈골)을 기반으로 여기에 10% 정도의 돼지 콜라겐이 포함되어 있는 콜라겐 골이다. Geistlich 사의 Bio-Oss라는 이종골이 10%의 콜라겐을 포함한 Bio-Oss Collagen을 출시하여 임상가들의 많은 사랑을 받기 시작한 이래 콜라겐이 섞여 있는 골들이 잇달아 출시되었다.

조작이 간단하고 나름대로 형태 유지가 쉽기 때문에 혹자는 이를 블록골(block bone)이라고 부르는 경우도 있지만 사실 콜라겐이 흡수가 되면서 골의 부피가 많이 감소하기 때문에 블록골이라고 부르기에는 어려움이 있다. 그러나 스위스 취리히 대학의 융(Jung) 교수님은 L 테크닉이라는 방식을 통해 부피 증강을 충분히 얻을 수 있다고 어필하고 있다. 다만 사용해 보면 바로 느낄 수 있지만 Bio-Oss Collagen은 Lego Graft보다 훨씬 더 질기고 강하고 질겨서 아무래도 부피 유지에 있어서는 뛰어나지만 Lego Graft는 그렇지 않다.

필자의 개인적인 견해 그리고 주변 임상가들의 의견 역시 Lego Graft는 부피 유지에 있어서는 크게 도움이 안 될 것이라고 결론 내리고 있어서 골외(exoskeletal) 골이식에 있어서는 Lego Graft를 사용하지 않고 있다. Lego Graft는 골내(intraskeletal) 병소 특히 발치와 이식에 최적화되어 있다. 발치 즉시 임플란트 식립 후 갭 필링과 같은 경우가 바로 그러한 사례이다.

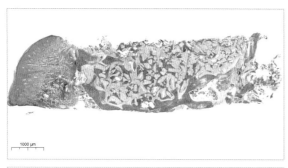

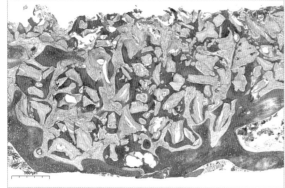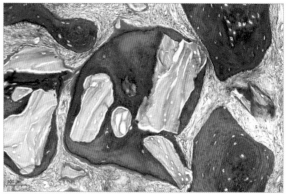

▶️ 7-3 iGBR을 시행하고 1년 동안 해외에 거주하다가 돌아온 환자에게 임플란트 수술을 하는 중 조직 채득을 하였다. 보라색 덩어리들은 Lego Graft의 잔사이고 주변을 둘러싼 붉은색과 파란색 영역은 신생골을 의미한다. Lego Graft를 정말 고루 이쁘게 잘 둘러싼 것이 관찰된다. 조직친화도가 골재생면에 있어서 꽤 좋은 결과를 보여주고 있다.

(2) 바이오오스 콜라겐(Bio-Oss Collagen)

Geistlich 사의 탈단백우골 Bio-Oss에 10%의 돼지 콜라겐이 함유된 최초의 콜라겐 뼈이다. 원조는 위대하다. 가장 많은 임상연구와 논문 결과를 가지고 있기에 필자 역시 대학에서 임상연구를 하며 100% 이 제품을 사용하였다. 다만 이 제품이 가지고 있는 가격적인 부담감이 워낙 크기 때문에 아쉽게도 개원가에 나온 이후에는 예전만큼 즐겨 사용하기는 어려워졌다.

그럼에도 가끔 환자분들 중에서는 제일 좋은 골을 사용해 달라는 요청을 하시는 분들이 계셔서 '지구상에서 가장 좋은 뼈'라는 표현으로 환자분에게 권하여 사용하고 있다.

(3) 바이오 비(Bio-B) 시린지 타입

Bio-Oss와 같은 강인한 탈단백우골을 원하지만 Bio-Oss의 비용이 부담스러운 분에게 권하고 싶은 이식재이다. 퍼포먼스면에서는 방사선 불투과성에 있어서는 신기할 정도로 Bio-Oss보다 빠른 결과를 보여준다. 4개월 정도가 지나야 광화가 관찰될 법한데 놀랍게도 2개월 정도면 이미 방사선 소견에서 아주 강한 골광화 결과가 관찰되기 때문이다.

무엇보다 이 이식재는 바이알(vial) 타입과 시린지 타입의 가격이 동일하다. 필자는 수술의 스피드를 위해서 시린지를 선택하고 있다. 일단 이식재의 적용 시간이 빠르고 PDRN을 적용하기도 편하다. 바이알 타입으로 하게 되면 메탈 트레이에서 한 스쿱씩 옮겨 담아야 하는데 그런 시간을 혁신적으로 단축시킬 수 있다. 시린지 타입의 가격을 동일하게 낮춘 것은 신의 한 수였다고 생각된다.

(4) 오스테온 제노 콜라겐(Osteon Xeno Collagen)

덴티움 산하의 제노스에서는 다양한 이식재들이 나오는데 이중 오랜 세월 인기를 얻고 있는 것이 합성골인 오스테온이다. HA와 B-TCP의 비율을 서로 다르게 하며 진화하여 결국 60:40의 비율을 찾아낸 Osteon III가 오랜 시간 베스트셀러로 인기를 얻어 왔다. 여러 가지 감염 질환도 없고 동물 유래 질병의 위험도 없기에 가장 안전한 골이라고 생각되지만 다만 골재생의 퍼포먼스는 떨어지는 것이 사실이다. 이종골 대비 약 1.5배 느리다고 보는 것이 정설이다.

제노스에서도 드디어 이종골이 등장하였는데 바로 Osteon Xeno이다. 탈단백 우골을 만들었는데 결과가 나쁘지 않다. 아직까지는 입자의 크기를 적절히 조절하는 데 시간이 걸릴 듯하지만 결국은 꽤 괜찮은 가성비의 골 이식재가 등장할 것 같다. 이 Osteon Xeno 입자뼈에 콜라겐을 섞은 것이 Osteon Xeno Collagen이다. 필자가 사용한 바로는 우골 특유의 푸석거림이 드릴링 시 느껴지기는 하지만 그래도 특별한 이물반응이나 염증이 보이지 않아서 마음 놓고 사용할 수 있는 이식재라고 생각된다.

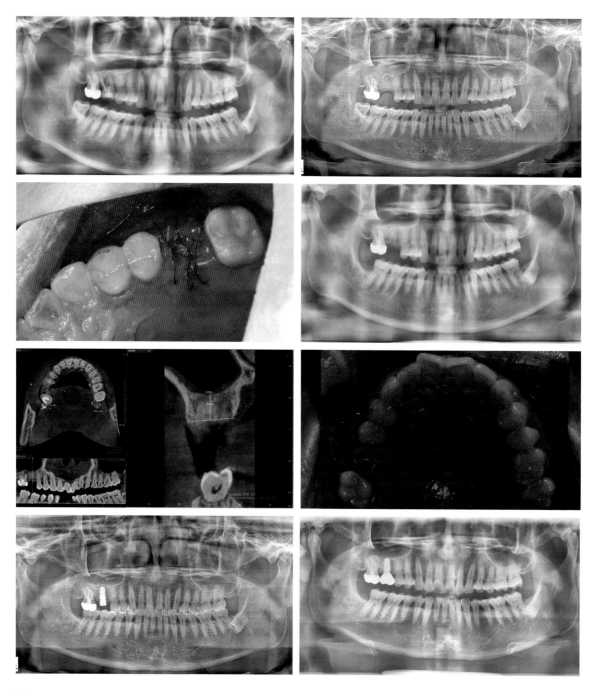

▶️ **7-4 #16 발치 후 iGBR-s 로 시행한 증례.** Osteon Xeno Collagen을 PDRN에 soaking하였고 이후 Alphabetter Membrane으로 피개해주었다. 3개월 뒤 임플란트 식립 전 소견으로 아직 발치와 형태로 살짝 꺼진 연조 직이 관찰된다. 이것은 Better Graft가 아닌 Alphabetter Membrane과 같은 얇은 멤브레인 형태로 오픈 힐링을 하면 생기는 현상으로 아무래도 연조직을 두껍게 만드는 데는 시간이 걸려서 생기는 증상이다. Better Graft가 확실히 연조 직을 두껍게 재생하는 데는 탁월하다.

4) 연어주사 (PDRN, polydeoxyribonucleotide)

치과계에서는 익숙하지 않은 재료이다. 원래 의과 영역에서 화상환자의 피부 재생 치료나 인대 조직의 재생을 돕는 용도로 주로 사용되던 물질로 연어 내지는 숭어의 정액 또는 연어의 정소에서 추출한 DNA 조각이다. 자세한 기전까지 굳이 설명할 필요는 없지만 워낙 이 물질이 생소한 물질이기에 다들 안정성과 기전을 궁금해해서 간단하게만 정리하겠다. 이 물질은 Adenosine A$_{2A}$ receptor를 stimulation하고 NF-κB를 차단한다. 그 결과 Wnt/β-catenin signaling을 촉진하게 되는데 이것이 혈관성장인자와 상피성장인자를 상승시키게 되고 결국은 골재생을 촉진하는 결과를 만들게 된다. 또 다른 기전도 있다. 우리 몸의 조직들이 재생을 하기 위해서는 세포 분열을 해야 하는데 매번 DNA를 복제하는 것이 시간이 걸린다. 그런데 마침 주변에 DNA 조각들이 떨어져 있는 것이다! 이걸 주워서 세포 분열할 때 사용(어려운 말로 scavenger pathway라고 한다)한다면 시간도, 노력도 줄일 수 있을 것이다. 그러니 재생이 더 좋아질 수밖에 없는 것이다.

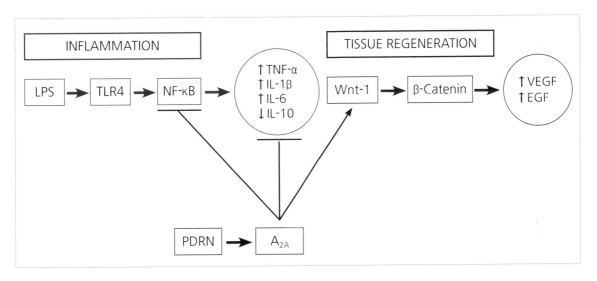

■▶ 7-5 PDRN의 기전 중 염증성 pathway를 억제하고 재생에 관련된 Wnt pathway를 촉진하는 경로를 설명한 도해. 이외에도 scavenger pathway 자체로도 기능을 한다.

원천 기술은 이탈리아 Mastelli 사가 가지고 있는데 이 기술로 나온 제품이 Placentex라는 제품이었다. 이들은 송어의 정액을 이용해서 제품을 생산했는데 우리나라의 파마리서치라는 회사가 그 기술을 구입(내지는 기술이전)하여 국내산 연어 정액을 통해 생산(리쥬비넥스, 리쥬란)을 하기 시작했다. 이후 한국 BMI라는 곳에서 세계에서 최초로 PDRN의 제네릭(하이디알)이 우리나라에서 등장을 하게 되었는데 정액이 아닌 정소에서 추출을 하는 방식이라 그 효능에 대해서는 아직 검증이 부족한 실정이다. 국내에서는 유한양행이 파마리서치의 제품을 위탁 판매하고 있으며 치과 조직 재생 재료 회사로 유명한 Geistlich사도 Regenfast라 하여 Mastelli사의 제품을 Hyaluronic acid (HA)에 탑재하여 OEM으로 판매하고 있다. 이후 비알팜에서 비타란(국내 양식 바다송어)이 출시되었고 제론셀베인 회사에서도 셀베인이라는 PDRN이 출시되어 치과 내에서 공격적인 마케팅을 하고 있다. 국내에서만 PDRN이 최소 20개의 제품으로 출시되고 있는 현실이다.

아쉽게도 PDRN의 적합한 적용 방법에 대해서는 아직 치과 내에서 알려진 검증된 방식이 없다. 필자는 처음에는 수술 후에 인슐린 시린지를 이용해서 인젝션 하는 방식을 선택했는데 은근히 연조직 내부에서 로스가 되고 술부에 남지 않는 느낌을 받았다. 실제 피부과에서도 피부에 연어주사를 적용할 때 반드시 엠보싱(embossing)이 되어야 한다는 이야기를 하고 있기 때문에 다른 방법이 더 좋을 것 같다는 생각을 하게 되었다. 그래서 최근에는 골이식재를 아예 PDRN으로 soaking하는 방식을 사용하고 있다. 어차피 골이식재를 수화해야 사용이 편하기 때문에 식염수로 적실 바에는 PDRN을 이용하는 것이 좋지 않겠는가 생각한 것이다. 비용적으로도 큰 부담은 아니다. 3cc 바이얼에 담겨 나오는 PDRN을 인슐린 시린지로 0.5 내지는 0.3 cc씩 분주해서 사용하면 충분한데 한 바이얼이 대략 1–2만 원 정도임을 생각한다면 부담되는 가격은 아니다.

원래는 연조직 재생에 탁월한 제품인데 이것이 골재생에도 효과를 보이는 것이 관찰되면서 치과계에서 확산되기 시작했지만 최근에는 TMD 환자의 관절강 세척, 궤양 환자의 치료, 치주염의 경감을 목적으로도 사용이 가능하다. 특히 심한 궤양으로 늘 고생하는 필자의 환자들 중에서는 드라마틱한 개선을 경험한 뒤 너무나 좋았다는 피드백을 준 경우들이 많았다. 아직은 치과계에서 인증을 받은 부분이 없기 때문에 적극적인 사용이 어렵다고는 보이지만, 전문의약품으로 술자의 판단 하에 필요하다고 생각되면 적용이 가능하고 인정비급여로서 비용 청구도 가능하기 때문에 점차 치과 내에서 더욱 많이 접하게 될 것으로 생각된다.

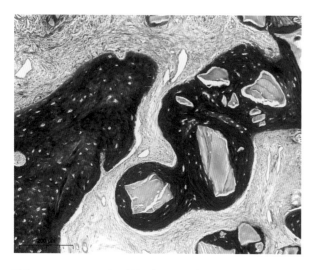

▶️ **7-6** Lego Graft 이식 시 PDRN에 soaking한 경우 신생골 재생이 양호하게 재생된 것으로 보인다. 일반적인 골재생보다 확실히 빠르고 더 많은 양의 신생골이 생기는 것으로 사료된다.

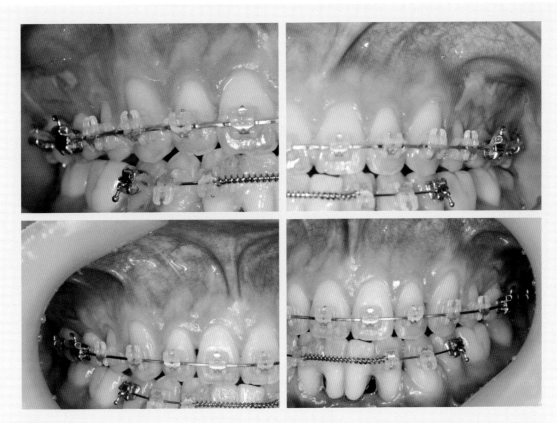

▶ 7-7 좌측 양측성으로 심각한 크기와 통증의 궤양이 생겼던 환자이다. 헤르페스 구내염으로 보이며 극심한 불편감 때문에 PDRN 주사로 도움을 주고자 하였다. 아래 사진은 딱 1주일 뒤 사진이다. 원래 헤르페스 궤양이 아물 때는 신속하게 아무는 것으로 유명하기도 하지만 그래도 환자가 진술하는 통증의 소멸 속도는 놀라울 정도였다.

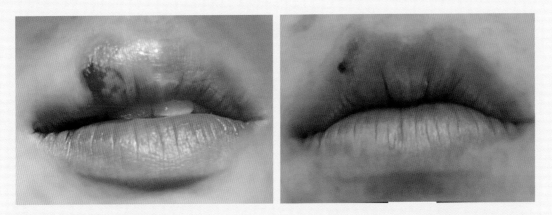

▶ 7-8 피곤하면 입술에 헤르페스 병소가 자주 발생하는 팀장이 너무나 지나친 통증을 호소하여 국소 마취를 간단하게 한 뒤 PDRN을 주사해 주었다. 단 24시간 뒤에 헤르페스 병소의 붓기가 줄어들고 딱지로 바뀌어 활성화된 염증이 사라진 것을 볼 수 있다. PDRN이 가진 탁월한 소염 작용 때문에 사실 스테로이드와 같은 효과도 볼 수 있을 것으로 많이 기대되고 있다. 부작용은 적으면서 스테로이드의 소염작용까지 가능하다면 치과에서도 더 많은 적용이 가능할 것으로 기대된다.

5) 멤브레인/매트릭스

(1) 베러 그라프트(Better Graft)

iGBR 이후 이식재 상부를 덮기 위해서는 원래 판막을 거상하여 치관변위를 시켜야 한다. 하지만 이렇게 하는 것이 의미가 없음을 앞서 이론 편에서 자세히 설명하였다. 따라서 오픈 힐링을 통해 각화치은을 극대화하는 것이 매우 중요한 임상적 가치를 갖게 되는데 한때 취리히 대학에서는 입천장에서 FGG를 원통형으로 채득하여 발치와 상부를 닫아주는 수술을 많이 보여주었다. 한때 필자도 그런 술식을 진행했었다. 하지만 판막을 열어서 당기는 불편감 대비 오히려 FGG를 하는 통증이 더 심하고 출혈도 많다는 생각이 들었고 이래저래 환자에게 불편감을 야기한다면 과연 이것이 옳은 방식인가 회의가 들었다. 굳이 입천장으로 접근하여 연조직 채득을 하지 않기 위해서 등장한 것이 Geistlich 사의 뮤코 그라프트(Mucograft)라는 재료이다. 돼지 콜라겐으로 만들어진 콜라겐 흡수성 멤브레인은 생체친화력은 좋으나 그 두께가 얇기 때문에 연조직 증강에는 한계가 존재한다. 이에 그 두께를 의도적으로 늘려 성근 3차원 연조직 스캐폴드 구조를 만든 것이 Mucograft이다. 이 제품을 통해 'Palatal approach free' 즉 구개측에 접근할 필요 없이 연조직 증강을 하는 시대가 열린 것이다. 하지만 역시나 문제는 비용이었다. 물론 Geistlich 사의 타제품 대비 그렇게 비싼 편은 아니지만 그래도 여전히 임상가들에게는 이 제품이 가지는 비용적인 부담감이 큰 것으로 보였다. 심지어 일부 노출된 부분이 녹아서 없어지는 모습이 보이는데 과연 비싼 재료를 사용하는 것이 옳을까라는 생각도 한 것 같다.

이 제품을 벤치마킹하여 등장한 것이 덴티움 사의 콜라겐 그라프트(Collagen Graft)라는 제품이다. 다만 기존의 콜라겐 그라프트는 소에서 얻어진 것과 돼지에서 얻어진 두 종류가 존재했는데 다양한 연구와 임상 경험 결과 소보다는 돼지의 것이 좀 더 생체 친화성이 높은 것으로 보였다. 또한 콜라겐 그라프트 자체의 두께가 약 3 mm 정도인데 오픈 힐링으로 처리할 것이 아니라면 이것을 다 덮기에는 판막 처치가 어렵다는 임상가들의 피드백들이 많아 덴티움 사는 콜라겐 그라프트 씬(Thin)을 출시한다. 이것의 두께는 약 2.2 mm 정도이다. 아쉽게도 이 얇은 버전은 오픈 힐링 시 손쉽게 녹아나가는 성질이 관찰되었다. 결국 필자는 알파베러를 통해 덴티움으로부터 OEM을 하여 중간 두께 2.5 mm의 'Better Graft'를 출시하였는데 submerge하기에도 좋고 오픈 힐링하기에도 좋은 딱 좋은! 두께를 가지고 있다.

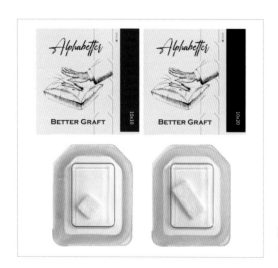

■► **7-9 알파베러에서 출시한 Better Graft.** iGBR의 창시자 박정철이 권하는 최고의 오픈 힐링 재료이다!

(2) 알파베러 멤브레인(Alphabetter Membrane)

원래 필자는 다양한 제품을 먼저 써보는 것을 좋아하는 치과계의 대표적인 베타테스터이다. 그리고 회사에 제품에 대한 피드백을 제공하고 그 개선에 참여하는 것을 좋아한다. 그 과정에 제품에 대한 지식이 많이 쌓이게 되었는데 대학에서 논문 쓰고 연구하던 가락이 있어서인지 점차 제품에 대한 이해도도 깊어지게 되었다. 어느 시점에서는 정말 좋은 제품들이 눈에 보이기 시작했는데 이걸 혼자만 알고 있기가 너무 안타까워서 주변인들에게 열심히 추천하기 시작했다. 하지만 그냥 이 제품이 좋으니 써라! 가 아니라 너는 이런 수술을 즐겨하니 그런 수술에는 이런 재료가 맞을 것 같아!라는 맞춤형 추천을 해주는 것이다. 그런데 그런 일을 하는 이들이 이미 패션계에서는 존재하고 있었다. 바로 **편집샵**이라는 개념이다.

이들은 명품샵을 돌아다니면서 정말 좋은 디자인과 좋은 가성비를 가진 제품을 구입한 뒤 이것을 여러 가지 좋은 조합으로 디스플레이하고 판매한다. 편집샵에 들어온 고객은 주인이 제시하는 '레시피'에 따라 스타일을 결정하고 복잡한 명품샵을 다 다닐 것 없이 편집샵에서 그 제품들을 한꺼번에 구입하면 되는 것이다. 그 개념을 치과계에서 처음으로 시도한 것이 알파베러이다.

타 덴탈몰은 제품을 전면에 내세우고 제품에 대한 이야기만 하고 그래서 살래? 하고 물어본다. 하지만 그 제품을 어떻게 써야 하는지도 모르는 이들이 과연 그 제품을 살 일이 있을까? 그래서 알파베러는 레시피를 먼저 제시하고 있다. 이러이러한 방법으로 수술을 하면 아주 손쉽게 할 수 있고 결과도 좋아. 어때, 해 보고 싶지? 아 마침 이 재료들을 이용해서 하면 더 편하게 좋은 결과 얻을 수 있는데 살래? 하고 접근하는 것이다. 그 결과 필자가 원픽하여 제시하는 제품군들이 별다른 홍보 작업도 없이 판매가 되기 시작하였다. 정말 신기한 일이다. 그렇게 만들어진 레시피들은 '수술 영상 장난 아니게 많은 곳 – 수영장'이라는 유튜브 플랫폼을 통해 제시가 되고 있고 지금 읽고 계신 책도 수영장이라는 거대한 플랫폼 아래에서 만들어진 책이다.

여하튼 다시 본론으로 돌아가면 콜라겐 멤브레인 중에서 가장 좋은 것을 찾아 헤맸는데 논문으로나 역사로나 Geistlich 사의 바이오 가이드(Bio-Gide)가 가장 우수한 것으로 나타났다. 역시 또 한 번 걸림돌은 비용이었다. 이번에는 이식재보다도 더 비용 부담이 컸다. 그래서 필자는 멤브레인을 찾아 나서기 시작했고 그 결과 Alphabetter Membrane을 찾게 되었다. 이 멤브레인은 돼지의 복막(peritoneum)으로 만들어진 재료이고 cross linking을 최소화하여 진공 상태에서 물리적으로 가교를 한 재료라 오픈 힐링에 최적화되어 있다. 다른 화학적 첨가물이 들어가게 되면 아무래도 가교는 더 잘되지만 오픈 힐링에는 불리하게 되는데 Alphabetter Membrane은 그렇지 않았다.

그렇다면 Better Graft와 Alphabetter Membrane 중 어떤 것을 사용해야 할까? 이것은 골 결손부가 결정하는 문제이다. 만일 발치와의 형태가 나름 온전하다고 가정하면, 이식재를 넣고 상부에 Better Graft를 피개하여 심플하게 오픈 힐링을 마무리할 수 있다. 하지만 한쪽 벽이 심하게 무너져 있다고 가정하면, 이식재를 넣더라도 이 재료들이 빠져서 흘러내려올 가능성이 높다. 그런데 그 위에 두꺼운 Better Graft를 덮는 것은 별로 좋은 생각이 아니다. 하지만 Alphabetter Membrane은 얇고 하방의 이식재에 딱 달라붙을 수 있는 성질을 갖고 있으며 기계적 물성이 꽤나 강한 편이기 때문에 경사진 골에 얹어 놓는 이식재도 잘 잡아줄 수 있다는 장점이 있다. 따라서 필자는 두 가지 재료 모두를 준비하고 골이식재의 형태에 맞게 결정하고 있다.

(3) 멤브레인 관련 주의 사항

Better Graft와 같은 콜라겐 매트릭스를 사용하는 것을 우선적으로 권한다. 아쉽지만 아직은 멤브레인밖에 없는데, 멤브레인은 어떤 것을 사용해야 되는지 물어보는 임상가들이 많다. 다시 말하지만 Better Graft가 제일 좋다. 하지만 구비가 안 되어 있다면 흡수성 콜라겐 멤브레인을 선택하되 결코 cross linking 되어있는 멤브레인은 쓰지 말라고 권장하고 있다. Cross linking은 멤브레인의 기계적 물성을 증가시키는 접착제 같은 역할을 한다. 따라서 cross linking이 잘되어 있을수록 책받침 같은 딱딱하고 뻣뻣한 느낌이 강해지게 된다. GBR용으로 사용할 때는 당연히 아주 중요한 물성이 될 것이다. 하지만 오픈 힐링에서는 다르다. 오픈 힐링에서는 빠른 혈관화가 포인트인데 아쉽게도 cross linking된 멤브레인은 혈관화가 너무 떨어진다. 그리고 이것이 구내에서 녹고 흡수되는 과정에서 염증 반응이 필수적으로 발생을 하게 된다. 이것이 임상적으로는 조금 문제가 될 수 있다.

다음의 증례는 cross linking이 심하게 되어있는 멤브레인을 사용한 증례이다.

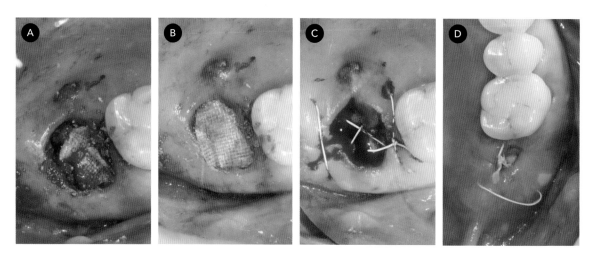

▶️ 7-10

Ⓐ 발치 후 콜라겐 멤브레인을 이식하고 있다. 입자형태의 골이식재가 많이 탈락한 것이 보인다.
Ⓑ 멤브레인 적용이 끝났다.
Ⓒ Hidden X 수처를 시행하였다.
Ⓓ 열흘 뒤에 무언가 하얀 게 빠져나왔다며 구내에서 탈락한 하얀 멤브레인을 가지고 왔다. Cross linked된 멤브레인은 조직에 친화적으로 기능하지 않았고 결국 조기 탈락한 것으로 보인다. 좋지 않다는 생각이 들었다.

또 다른 증례를 살펴보겠다. 앞선 실패가 있었기에 이번에는 더욱 신중하게 수술을 진행했다. 발치 후 염증 조직 제거도 잘했고 이식재로 신중하게 이식했는데 결과는 더욱 좋지 않았다.

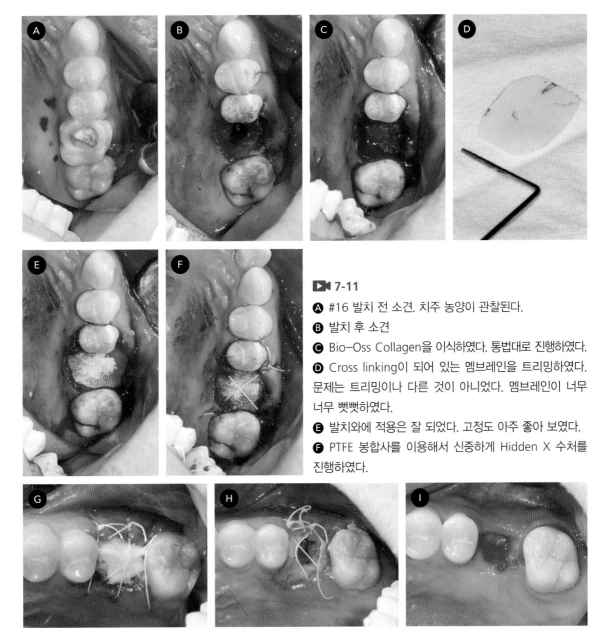

▶️ 7-11

Ⓐ #16 발치 전 소견. 치주 농양이 관찰된다.

Ⓑ 발치 후 소견

Ⓒ Bio-Oss Collagen을 이식하였다. 통법대로 진행하였다.

Ⓓ Cross linking이 되어 있는 멤브레인을 트리밍하였다. 문제는 트리밍이나 다른 것이 아니었다. 멤브레인이 너무 너무 뻣뻣하였다.

Ⓔ 발치와에 적용은 잘 되었다. 고정도 아주 좋아 보였다.

Ⓕ PTFE 봉합사를 이용해서 신중하게 Hidden X 수처를 진행하였다.

Ⓖ 하루 뒤의 모습이다. 치유가 좋지 않다. 이미 죽어 나가기 시작한 것이다. Cross linked된 멤브레인의 가장 큰 문제는 혈관화가 잘 되지 않는다는 점이다. 그렇기 때문에 foreign body reaction을 보이면서 심각한 염증 반응을 보인다.

Ⓗ 열흘 뒤에 왔을 때 멤브레인은 통째로 탈락했고, 그 과정 중에 안에 있는 뼈까지도 모두 사라진 것을 볼 수 있다. 물론 여기서 더 기다리면 발치와는 결국은 치유가 될 것이다. 나중에 임플란트를 심을 때 추가 골이식을 해주면 되기에 큰 문제는 아니다.

Ⓘ 하지만 중요한 것은 두 달 뒤에도 여전히 연조직에 빨간 염증이 남아 있다는 것이다. 즉 저 부위는 cross linking 때 사용했던 특별한 화학적 약품들의 원인으로 인해 염증 반응이 지속되는 것이라고 강하게 의심이 되는 상황이다.

비슷한 증례이다. 상악에서 iGBR을 시행하고 cross linked된 멤브레인을 사용해 보았다. 오픈 힐링으로 마무리했고, 이 부분은 늘 그렇듯이 약간은 누르스름하고 하얀 조직으로 치유가 되는 것이 관찰된다. 하지만 문제는 한 달 뒤에도, 두 달 뒤에도, 4개월 뒤에도 여전히 연조직에는 빨간 염증 조직이 남아 있었다는 것이다. 그래서 오픈 힐링 때에 사용해야 되는 멤브레인은 cross linking이 되어있지 않은 야들야들한 흡수성 막이어야 되고, 제일 좋은 것은 3D 콜라겐 매트릭스이다. 대표적인 것은 Geistlich 사의 Mucograft이고, 비용적 부담이 있으신 분들은 Alphabetter의 Better Graft를 사용하시면 되겠다.

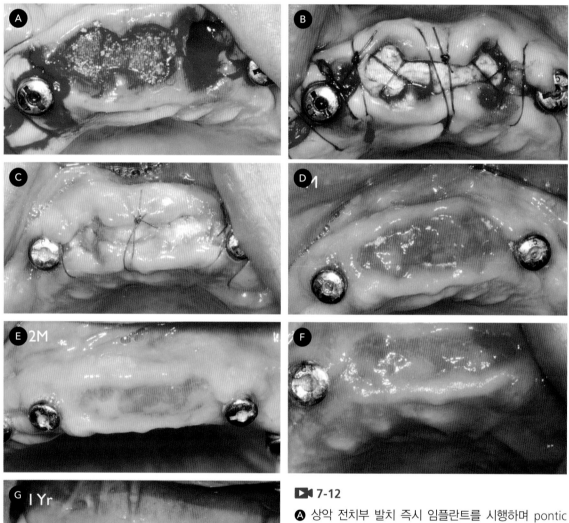

▶️ 7-12
🅐 상악 전치부 발치 즉시 임플란트를 시행하며 pontic 하방의 볼륨 유지를 위해 iGBR을 하였다.
🅑 통법대로 콜라겐화 된 골이식재를 충전하고 콜라겐 멤브레인을 덮었는데 이 멤브레인은 cross linking이 되어있는 소재였다. Hidden X 수처로 마무리하였다.
🅒 10일 뒤 발사를 위해 내원하였다. 이 순간까지는 일반적인 iGBR의 치유와 비슷한 소견을 관찰할 수 있었다.
🅓 문제는 한 달 뒤에 염증 소견이 관찰되었다는 점이다. 일단 임플란트 부위는 아니기에 조금 기다려보기로 하였다.
🅔 두 달이 지난 뒤에도 여전히 염증 기는 사라지지 않았다. 🅕 4개월 뒤에도 마찬가지이다.
🅖 1년 뒤에는 보철물에 덮여있기에 알 수 없게 되었다. 아마도 조금은 남아있지 않을까 싶다.

(4) 나일론 4-0

치과 수술에서는 다양한 형태의 봉합사가 사용되는데 특별한 경우에는 흡수성을 사용하겠지만 대부분은 비흡수성을 사용한다. 비흡수성 소재 중에서도 가장 흔하게 사용하는 것은 나일론 소재의 봉합사로서 비흡수성이며 모노 필라멘트 구성으로 되어 있다. 아무래도 가격 측면에서 장점이 있기 때문이기도 하지만 무엇보다 치유 기간 동안 치태의 침착도 최소화할 수 있기 때문이다. 필자는 나일론 제품으로는 Dafilon (B Braun 제품)을 사용하고 있고 직경은 4-0와 5-0, 6-0를 사용한다. 물론 일반적인 임플란트 수술에서는 5-0를 사용하는데 iGBR에서는 재료를 잘 눌러서 잡아주는 역할도 중요하기 때문에 4-0를 사용한다.

만일 봉합이 자꾸 풀리거나 매듭에 자신이 없다면 Supramid (B Braun 제품)를 사용하는 것도 좋다. 이 제품은 일반 나일론과는 달리 모노필라멘트와 멀티필라멘트가 공존하여 매듭이 아주 끈적끈적하고 강하게 잘 만들어지고 쉽사리 풀리지도 않는다는 장점이 있다. 또한 모노필라멘트로 구성되어 있기 때문에 치태의 침착이 현저히 작다. 오픈 힐링 부위는 염증 발생을 최소화해야 하기에 블랙실크는 절대 사용하지 않고 있다.

Chapter 8

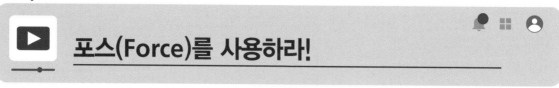

▶ 포스(Force)를 사용하라!

iGBR 시 필자는 콜라겐 뼈를 발치와 내에 꽉꽉 다져 넣는다고 언급했다. 여러분은 아마도 학부과정 내지는 어느 세미나에선가 골이식재는 절대 다져 넣으면 안 된다는 이야기를 들으셨으리라 생각한다. 그런데 곰곰이 생각해보면 그 근거는 기억이 나지 않을 것이다. 신기하게도 들은 것 같기는 한데 도통 언제 들은 것인지 알 수 없는 이야기가 '이식재를 다져 넣지 마라'는 내용이다. 필자 역시 그렇게 기억하고 이식재를 다져 넣으면 안 된다는 생각에 사로잡혀 살아왔다. 하지만 iGBR에서만큼은 그렇지 않다. 이것은 근거를 가지고 있는 주장이다. 필자가 좀 더 자신 있게 이식재에 압축력(condensation force, 줄여서 force라 칭하겠다. 이는 스타워즈에 등장하는 초능력 force와도 일맥상통한다. 뼈가 생길지어다)을 가하게 된 것에는 Romanos 등의 연구가 첫 시작이 되었다.

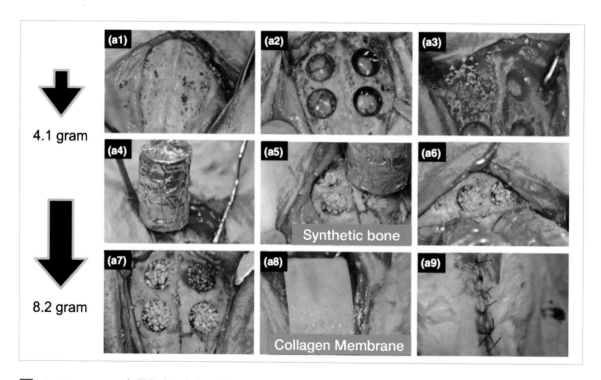

▶◀ 8-1 Romanos의 최초연구에서 토끼 두개골에 합성골을 압축하여 이식하는 모습. 각각 4.1 g, 8.2 g으로 동전을 이용한 무게추를 만들어 실험을 하였다. 하필 왜 저 무게였는지에 대해서는 근거가 없다. Role of mechanical compression on bone regeneration around a particulate bone graft material: an experimental study in rabbit calvaria Romans et al., COIR 2015

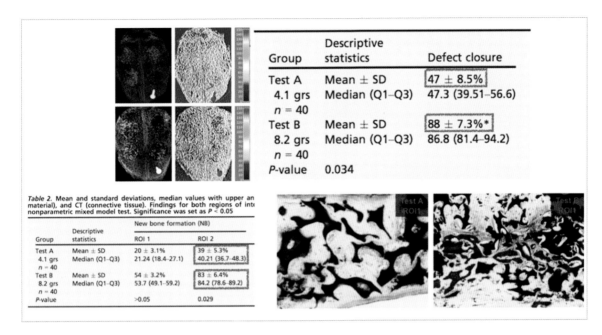

Group	Descriptive statistics	Defect closure
Test A 4.1 grs n = 40	Mean ± SD	47 ± 8.5%
	Median (Q1–Q3)	47.3 (39.51–56.6)
Test B 8.2 grs n = 40	Mean ± SD	88 ± 7.3%*
	Median (Q1–Q3)	86.8 (81.4–94.2)
P-value		0.034

Table 2. Mean and standard deviations, median values with upper an material), and CT (connective tissue). Findings for both regions of int nonparametric mixed model test. Significance was set as *P* < 0.05

Group	Descriptive statistics	New bone formation (NB)	
		ROI 1	ROI 2
Test A 4.1 grs n = 40	Mean ± SD	20 ± 3.1%	39 ± 5.3%
	Median (Q1–Q3)	21.24 (18.4–27.1)	40.21 (36.7–48.3)
Test B 8.2 grs n = 40	Mean ± SD	54 ± 3.2%	83 ± 6.4%
	Median (Q1–Q3)	53.7 (49.1–59.2)	84.2 (78.6–89.2)
P-value		>0.05	0.029

▶◀ **8-2** Romanos 교수님의 연구에 따르면 토끼의 두개골 결손부에서 이식재를 충전할 때에 4.1 g과 8.2 g으로 각각 강하게 다져 넣을 경우 우리의 생각과는 다르게 강하게 다져놓은 쪽에서 신생골이 더 많이 관찰되는 것이 방사선학적 조직학적 관점에서 검증이 되었다. Role of mechanical compression on bone regeneration around a particulate bone graft material: an experimental study in rabbit calvaria Romans et al., COIR 2015

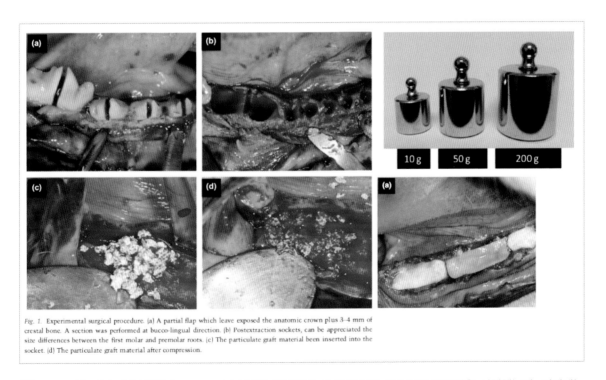

Fig. 1. Experimental surgical procedure. (a) A partial flap which leave exposed the anatomic crown plus 3-4 mm of crestal bone. A section was performed at bucco-lingual direction. (b) Postextraction sockets, can be appreciated the size differences between the first molar and premolar roots. (c) The particulate graft material been inserted into the socket. (d) The particulate graft material after compression.

▶◀ **8-3** 이후 후속 연구에서 Romanos 교수님의 연구진은 개의 발치와 결손부의 골이식을 시행했는데, 이때에는 더 강한 10 g, 50 g, 200 g의 힘으로 이식재를 다져놓았다. Biological effects of compressive forces extered on particulate bone grafts during socket preservation: animal study Delgado-Ruiz et al., Clin. Oral Impl. Res. 2016

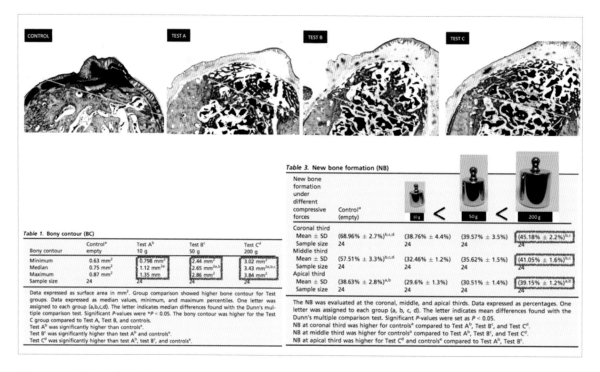

Table 1. Bony contour (BC)

Bony contour	Control* empty	Test A[b] 10 g	Test B[c] 50 g	Test C[d] 200 g
Minimum	0.63 mm²	0.798 mm²	2.44 mm²	3.02 mm²
Median	0.75 mm²	1.12 mm²ᵃ	2.65 mm²ᵃ,ᵇ	3.43 mm²ᵃ,ᵇ,ᶜ
Maximum	0.87 mm²	1.35 mm²	2.86 mm²	3.84 mm²
Sample size	24	24	24	24

Data expressed as surface area in mm². Group comparison showed higher bone contour for Test groups. Data expressed as median values, minimum, and maximum percentiles. One letter was assigned to each group (a,b,c,d). The letter indicates median differences found with the Dunn's multiple comparison test. Significant P-values were *P < 0.05. The bony contour was higher for the Test C group compared to Test A, Test B, and controls.
Test A[b] was significantly higher than controls*.
Test B[c] was significantly higher than test A[b] and controls*.
Test C[d] was significantly higher than test A[b], test B[c], and controls*.

Table 3. New bone formation (NB)

New bone formation under different compressive forces	Control* (empty)	10 g	50 g	200 g
Coronal third				
Mean ± SD	(68.96% ± 2.7%)[b,c,d]	(38.76% ± 4.4%)	(39.57% ± 3.5%)	(45.18% ± 2.2%)[b,c]
Sample size	24	24	24	24
Middle third				
Mean ± SD	(57.51% ± 3.3%)[b,c,d]	(32.46% ± 1.2%)	(35.62% ± 1.5%)	(41.05% ± 1.6%)[b,c]
Sample size	24	24	24	24
Apical third				
Mean ± SD	(38.63% ± 2.8%)[a,b]	(29.6% ± 1.3%)	(30.51% ± 1.4%)	(39.15% ± 1.2%)[a,b]
Sample size	24	24	24	24

The NB was evaluated at the coronal, middle, and apical thirds. Data expressed as percentages. One letter was assigned to each group (a, b, c, d). The letter indicates mean differences found with the Dunn's multiple comparison test. Significant P-values were set as P < 0.05.
NB at coronal third was higher for controls* compared to Test A[b], Test B[c], and Test C[d].
NB at middle third was higher for controls* compared to Test A[b], Test B[c], and Test C[d].
NB at apical third was higher for Test C[d] and controls* compared to Test A[b], Test B[c].

▶◀ 8-4 역시나 우리의 생각과는 정반대로 압력이 강하면 강할수록 신생골이 더욱더 많이 생긴 것이 관찰되었고, 어떤 면에서는 발치와 밖으로 뼈가 더 자라 올라오는 현상이 관찰이 되었다. Discussion을 자세히 읽어보면 왜 이런 현상이 생기는지 필자들은 전혀 모르는 것 같다. 좀 더 규명이 필요한 현상이다. Biological effects of compressive forces exteredon particulate bone grafts during socket preservation: animal study Delgado-Ruiz et al., Clin. Oral Impl. Res. 2016

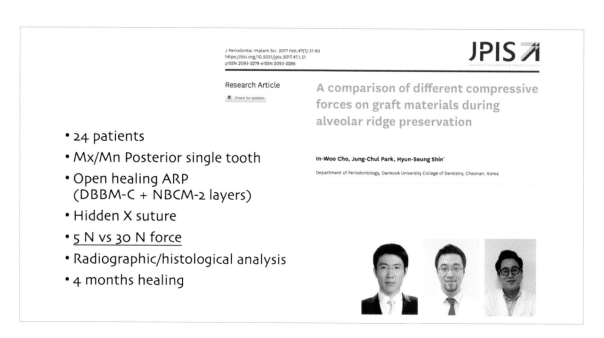

▶◀ 8-5 발치와에서 iGBR을 시행하면서 골이식재를 강한 힘으로 다져 넣는 임상 연구를 발표한 필자의 논문. A comparison of different compressive forces on graft materials during alveolar ridge preservation, Cho et al., JPIS 2017

당시 필자는 임상 연구를 반복적으로 진행하고 있었기 때문에 요소만 바꿔주면 그 요소에 대한 정확한 평가가 가능한 연구 모델을 확보해 두었다. 이에 구치부 발치 후 통법에 따라 콜라겐 함유골과 흡수성 콜라겐 멤브레인을 피개하고 Hidden X 수처로 마무리하는 과정 중에 한 군은 5 N으로 아주 약하게, 다른 한 군은 30 N으로 아주 강하게 골을 다져 넣었다.

이때 가한 force를 정확하게 측정하기 위해 게이지를 직접 사서 그 게이지로 측정을 하며 이식을 했는데, 5 N은 치주 탐침을 할 때 사용하는 아주 약한 힘이고, 30 N은 힘을 주게 되면 환자의 얼굴이 돌아갈 정도로 강한 힘이다. 따라서 30 N은 사실 치과에서 사용하기 힘든 꽤 강력한 힘이라 할 수 있다.

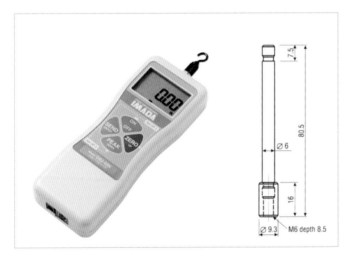

▶◀ 8-6 연구에 사용한 게이지

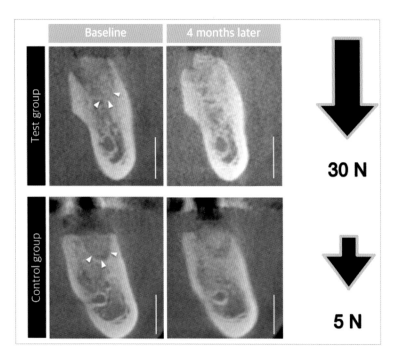

📹 8-7 방사선학적으로 비교해 본 결과 부피에서는 큰 차이가 없었다. A comparison of different compressive forces on graft materials during alveolar ridge preservation, Cho et al., JPIS 2017

2017년 발표된 이 논문의 결과를 따르면 5 N으로 하든 30 N으로 하든 방사선학적으로는 전혀 차이가 없었다. 물론 자세히 살펴보면 뼈를 다져 넣은 곳은 뼈가 많이 들어가고 치밀하게 들어간 것이 관찰된다. 하지만 그것은 임플란트 심는 것에는 전혀 의미가 없다.

중요한 것은 조직학적 결과였다. 5 N으로 다져 넣은 뼈에서는 하방으로부터 신생골이 자라 올라오면서 이식재를 신생골이 둘러싸는 현상들이 관찰되는데 중간 내지는 치관부로 올라갈수록 그 신생골의 재생은 멈추어져 있는 모습을 볼 수 있다. 사실 이것은 발치와 골이식 후 4개월 차에 흔히 볼 수 있는 현상이다.

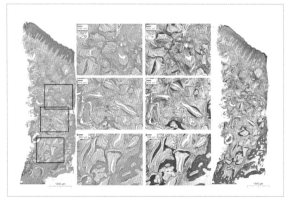

📹 8-8 5 N으로 압력을 최소화하여 iGBR을 시행한 군의 조직 결과

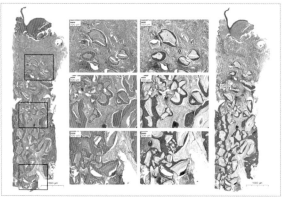

📹 8-9 30 N으로 압력을 주어서 iGBR을 시행한 군의 조직 결과

Table 3. Results of the histomorphometric measurements (in %) of specimens 4 months after ARP

Variable	Residual DBBM-C particles	Newly formed bone	Provisional matrix
Test group (n=12)	28.26±7.13	13.58±5.59	58.15±6.21
Control group (n=8)	22.14±7.48	6.74±7.00	71.11±2.71
P value	0.425	0.033[a]	0.045[a]

Values are presented as mean±SD.
ARP, alveolar ridge preservation; DBBM-C, deproteinized bovine bone mineral with 10% porcine collagen; SD, standard deviation.
a) Statistically significant difference (P <0.05).

▶◀ **8-10 조직학적 분석 결과.** 30 N으로 압축한 부위에서 신생골의 재생이 통계적으로 유의성 있을 정도로 많이 나타났다. 거의 두 배에 해당하는 수치이다.

결과적으로 이러한 압축력을 통해 임플란트 주변에 강력한 신생골 재생 촉진 효과를 얻을 수 있었고, 이것을 논문의 결과로 보고한 바 있다. 이후 필자는 콜라겐 골이식재의 경우에는 아주 강한 힘으로 잘 다져서 이식을 하고 있고 이를 통해 빠른 골재생, 탄탄한 임플란트 초기 고정을 잘 얻을 수 있다는 것을 임상적으로 계속 체험하고 있다. 다만 입자형 골이식재를 사용할 경우에는 결코 다져 넣지 않는다. 이 역시도 임상 연구를 통해 살펴보았는데 오히려 결과가 더 나쁘게 나왔기 때문이다. 이식한 입자들이 다 바스러지면서 작은 조각으로 만들어져 있어서 향후 염증의 원인이 될 수도 있겠다는 우려가 들었고 실제 신생골의 재생도 더 떨어지는 것으로 나타났다.

발치와에 콜라겐 골이식재를 다져 넣은 후에 볼 수 있는 또 하나의 재미있는 결과는 (아마도 콜라겐 골이식재가 압축을 받아서 들어가 있다가 치유 과정 중에 조금씩 다시 빠져나오는 팽창 효과가 있는지) 발치와의 애초 높이보다 골치유가 수직적으로 올라와 있는 현상이 관찰된다는 점이다. 스프링이 눌렸다가 점차 다시 펴지는 것 같은 느낌이다. 그렇기에 역시나 임플란트를 더더욱 수직적으로 높은 이상적인 위치에 심고, 조금이라도 더 긴 임플란트를 심을 수 있는 좋은 환경이 만들어질 수 있는 것 같다. iGBR은 임플란트를 건강하고 안전하게 심을 수 있는 좋은 환경을 만드는 좋은 방법임에 분명하다.

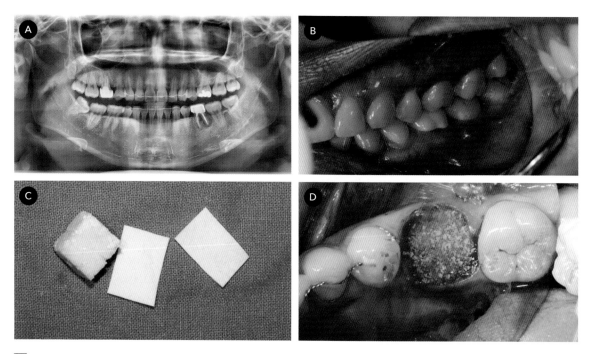

▶️ 8-11

Ⓐ #36의 병소로 발치 진단이 내려졌다.
Ⓑ 임상적으로 누공 형성이 관찰된다.
Ⓒ Bio-Oss Collagen과 Bio-Gide를 준비하였다. Bio-Gide는 가장 작은 사이즈가 13 × 25 mm이다. 대개 한 장을 잘라서 두 겹으로 사용하면 대구치부에서 적절하게 사용이 가능하다.
Ⓓ 이식재를 아주 넉넉히 수직적으로 잘 충전하였다.

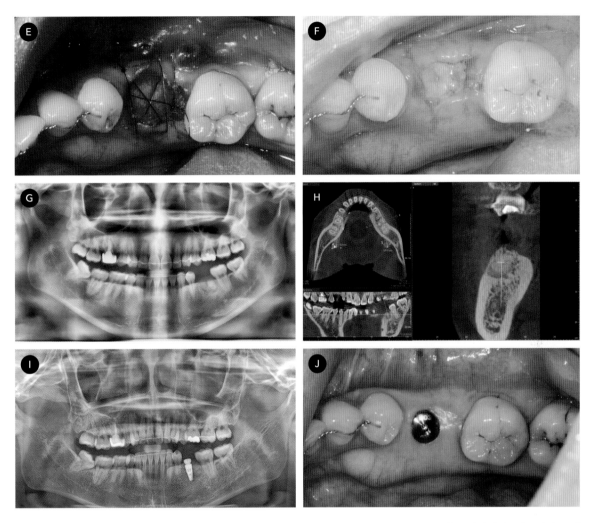

❸ 이렇게 이식재가 많이 들어간 경우 Better Graft를 사용하면 이식재를 잘 잡아주는 효과는 떨어진다. 연조직의 두께 증강보다 골 이식재의 over augmentation 및 stability 확보가 우선인 경우 콜라겐 멤브레인을 사용하는 것이 추천된 다. Hidden X 수처 만으로도 부족하여 단순 봉합을 하나 더 추가해 주었다.

❺ 10일 뒤 치유 소견. 아주 빠른 속도로 혈관화가 시작되었다. 발치와 크기 자체의 변화를 보면 정말 신속하게 상피 이 주가 시작된 것이 확인된다.

❼ 3개월 뒤 방사선 소견

❿ 골이식재가 오히려 위로 솟구쳐 있는 것이 관찰된다. 압축력을 가해서 골이식을 한 경우에 종종 발견되는 현상이다. 하지만 왜 이런 현상이 생기는지는 아직까지는 알 수 없다.

❶ 임플란트 식립 후 파노라마. Straumann 임플란트를 식립하였다.

❿ 수술은 flapless로 진행되었기 때문에 수술 직후 임상 소견은 이와 같다. 수술이 정말 간단했다.

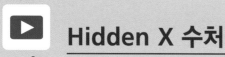

Chapter 9

Hidden X 수처

Hidden X 수처를 시작하게 된 것은 수년의 임상 연구가 끝난 뒤에 사진을 정리하다가 우연히 깨닫게 된 현상 때문이다. 당시 수백 명의 오픈 힐링 iGBR 케이스 사진을 보면서 시간대별로 정리하고 있었다. 그중 한 케이스에서 눈이 멈추었다. 상악 전치부에서 발치를 하고 기존의 방법으로 봉합을 했는데, 봉합 후에 협측으로 강하게 잇몸이 눌러 있는 것이 눈에 들어온 것이다. 예전에는 그런 것이 눈에 들어오지 않았는데, 수년간의 임상 사진을 동일한 각도에서 서로 다른 증례들로 반복적으로 정리하다 보니 어느 순간 느껴진 것이다. 만일 이러한 봉합을 하지 않았더라면 충분히 유지가 되었을 협측의 부피가 우리의 잘못된 봉합으로 인해 꺼진 것이다. 이후 필자는 이런 현상을 계속 관찰하게 되면서 무언가 바뀌어야겠다는 생각하게 된다.

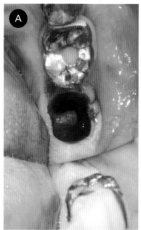 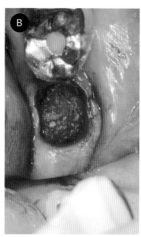 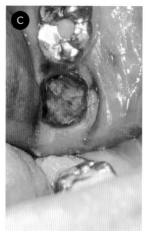 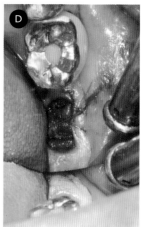

▶◀ **9-1 오픈 힐링 iGBR 이후 기존의 X 수처를 시행한 증례**

Ⓐ 발치 직후의 소견

Ⓑ Bio-Oss Collagen을 이식한 모습

Ⓒ Bio-Gide를 피개한 모습

Ⓓ X 수처 적용 모습. 봉합 전에는 넓었던 발치와 입구가 협설측으로 압축되어 버린 것이 보인다.

위 증례에서 보듯이 37번 발치 후 콜라겐화 된 골이식재를 넣고 콜라겐 멤브레인을 덮은 후 늘 하던 방법으로 봉합을 하였다. 보는 것처럼 봉합 즉시 mucogingival junction이 치관 쪽으로 당겨지면서 각화치은의 양이 줄어든 것이 관찰된다. 만일 그렇게 하지 않고 자연 치유시켰더라면 오픈 힐링 부위만큼 아주 넓고 두꺼운 각화치은이 생기지 않았을까? 봉합이 잘못된 것이 아닐까?

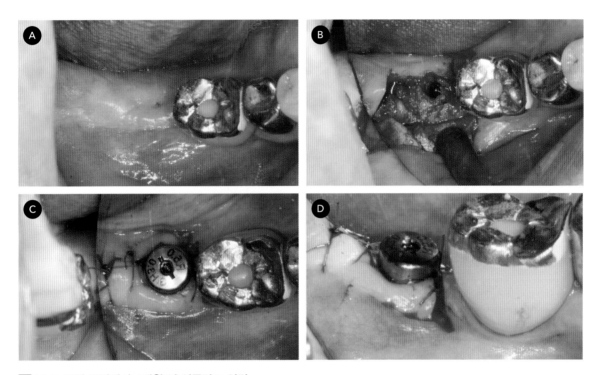

📹 **9-2 동일 증례에서 4개월 뒤 임플란트 식립**

Ⓐ 4개월 뒤 소견. MGJ이 완전히 설측으로 자리 잡은 것이 보인다.

Ⓑ 설측 절개를 통해 최대한 각화치은을 협측으로 보내려 한다.

Ⓒ 임플란트 식립 후 봉합을 통해 각화치은을 협측에 고정했다.

Ⓓ 어려운 방법이지만 각화치은을 협측에 형성시켰다. 하지만 봉합만 잘했더라도 이런 번거로움은 없지 않았을까?

4개월이 지난 뒤에 mucogingival junction이 거의 치관 부위까지 올라간 것이 보인다. 물론 설측 절개를 통해 각화치은을 협측으로 돌려서 임플란트를 잘 마무리할 수는 있었다. 하지만 봉합 방법을 바꿔야 된다는 생각이 들었다. 당시 필자는 봉합에 대한 연구를 많이 하고 있었고 국내 아니, 해외 어느 누구보다도 다양한 봉합을 알고 공부해 왔다고 자신하고 있었다. 이 시점에서 X 수처를 대체할 봉합이 있을까 고민해 보았고 문득 생각이 든 것은 봉합의 순서를 바꾸어 만드는 Hidden X 수처를 써 봐야겠다는 것이었다. 그래서 그 이후부터 봉합을 바꾸어 보았다.

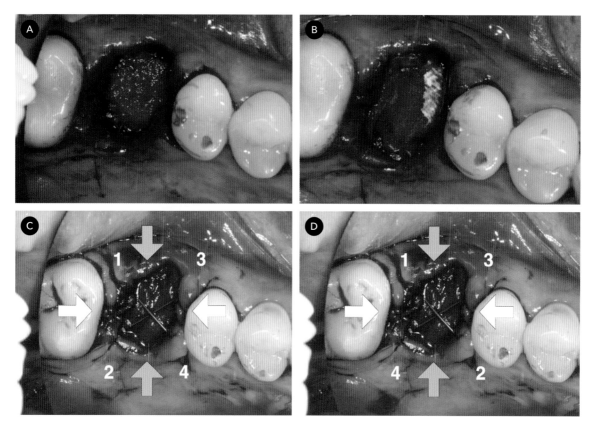

▶️ 9-3 X 수처가 아닌 Hidden X 수처로 시행한 iGBR

Ⓐ 발치 후 Bio-Oss Collagen을 이식하였다.

Ⓑ Bio-Gide로 피개하였다.

Ⓒ 일반적인 X 수처의 방향이라면 이렇게 했을 것이다.

Ⓓ 하지만 Hidden X 수처는 자입 후 주행 방향이 다르다. 협설측으로 눌리는 힘이 존재할 수가 없다. 봉합사가 아예 지나가지 않기 때문이다.

콜라겐 골이식재를 넣고 콜라겐 멤브레인을 덮은 뒤 X 수처가 아닌 Hidden X 수처를 진행하였다. Hidden X 수처의 가장 중요한 점은 협측에서 들어온 뒤에는 바로 설측으로 가는 것이 아니라 대각선의 방향으로 설측으로 간다는 것이다. 그리고 다시 협측에서 설측으로 들어갈 때 또 한 번의 대각선으로 거치는 과정을 겪게 된다. 이것이 Hidden X 수처이다. 이 방법을 하고 나면 협설측으로 잇몸이 눌리는 힘은 전혀 발생하지 않고 근원심으로만 눌리는 힘이 발생한다. 정말 '유레카'라고 외치고 싶은 순간이었다! 세계 여러 나라를 돌아다니며 강의하고 있지만 이 Hidden X 수처만큼은 모든 치과의사들이 인정하는 꿀봉합술이다.

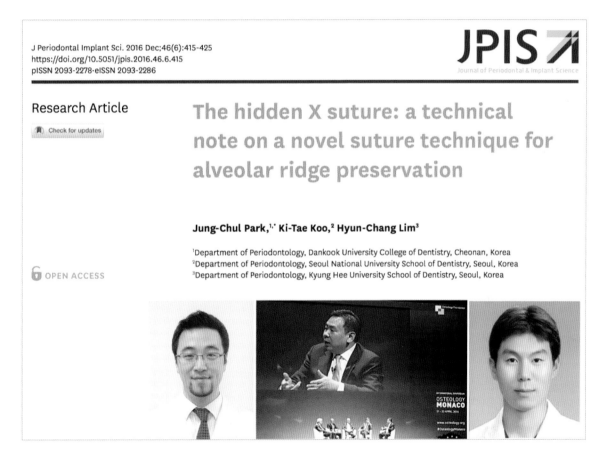

▶️ 9-4 치과계 최초로 Hidden X 수처를 통해 발치와 처치를 하는 방법을 연구한 필자의 논문. The hidden X suture: a technical note on a novel suture technique for alveolar ridge preservation JPIS Park et al., 2016

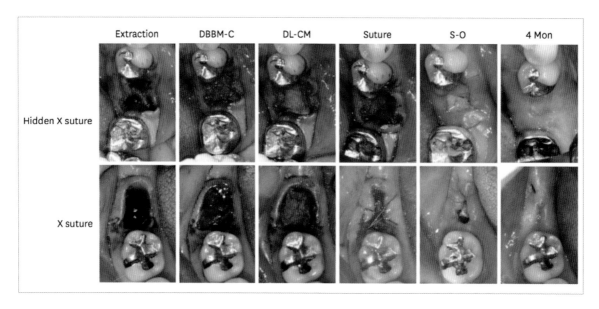

▶ **9-5** 상단은 Hidden X, 하단은 X 수처이다. 보기에도 확연히 다른 것을 볼 수 있다. The hidden X suture: a technical note on a novel suture technique for alveolar ridge preservation JPIS Park et al., 2016)

임상 연구를 통해 그 효과를 발표한 바가 있고, 위 사진에서도 보는 것처럼 기존의 X 수처 대비 Hidden X 수처는 훨씬 더 발치와를 넓게 유지할 수 있고, 각화 치은의 재생을 극대화할 수 있다. 재미있게도 임상 연구 결과 재생되는 신생골의 양도 Hidden X 쪽에서 더 많았다. 아마도 발치와 내부로 더 낮게 내려가는 봉합사가 멤브레인과 이식재를 더 잘 잡아주어 고정(stability)이 좋아졌기 때문이 아닐까 생각한다. 연조직이건 경조직이건 고정이 좋으면 치유도 좋다는 것이 필자의 지론이다.

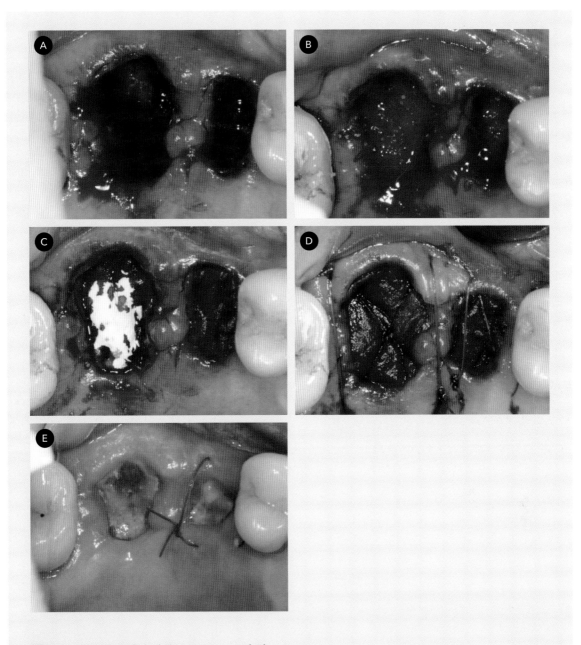

▶️ **9-6 다수 치아 발치 시에도 Hidden X 수처**

🅐 소구치, 대구치를 동시 발치하였다.

🅑 Bio-Oss Collagen을 충전하였다.

🅒 Bio-Gide로 피개하였다.

🅓 Hidden X 수처를 2개 각각 별도로 해주었다.

🅔 10일 만에 이 정도의 치유가 되었다. 이미 하방의 골이식재는 볼 수가 없다. 노란색은 Bio-Gide가 다소 sloughing 되는 모습이지만 그 주변의 붉은 핑크색 영역은 이미 상피화가 되어 골이식재 위를 덮고 있는 모습 이다. 정말 빠른 치유이다. 일반적인 발치와에서 이런 형태의 치유를 본 적이 있는가.

발치가 많더라도 Hidden X 수처를 동일한 방법으로 여러 차례 진행하면 개별적인 iGBR로 마무리가 되고 안정적인 치유를 보일 수 있다.

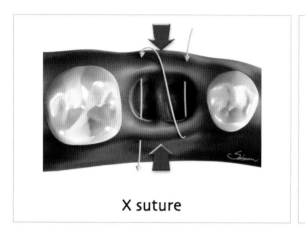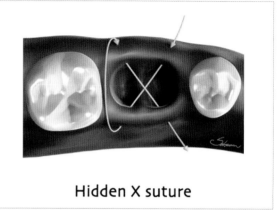

X suture

Hidden X suture

▶️ 9-7 X 수처는 더 이상 하지 말자. 골이식을 하건 하지 않건 발치와는 이제 무조건 Hidden X이다. The hidden X suture: a technical note on a novel suture technique for alveolar ridge preservation JPIS Park et al., 2016

앞으로는 부디 Hidden X 수처를 통해 발치와의 치유를 극대화하실 수 있게 되기를 응원한다. 여기서 한 가지 첨언하자면 협설측으로 압박을 피할 수 있는 가장 좋은 방법은 '넓은 Hidden X 수처'를 하는 것이다. 즉 최대한 근심에서 들어와서 원심으로 나가고, 다시 최대한 근심에서 들어와서 원심으로 나가는 것이 이상적인 Hidden X 수처이다. 하지만 때로는 협설측의 압박을 피하는 것보다는 이식재와 멤브레인의 탈락을 막아야 하는 경우가 존재한다. 이런 경우에는 부득이하게 '넓은' 대신 '좁은'을 선택해야 한다. 바로 '좁은 Hidden X 수처'를 사용하는 것이다. 아래 증례가 이식재의 탈락을 막는 것에 좀 더 집중한 '**Narrow Hidden X 수처**'이다.

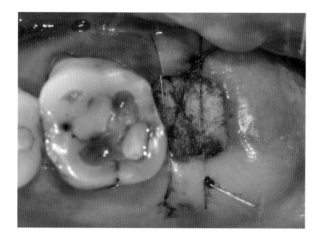

▶️ 9-8 이식재의 탈락을 최소화하는 데 좀 더 집중한 좁은 Hidden X 즉, Narrow Hidden X 수처를 시행하였다. 근심 원심으로 벌어져 있지 않고 발치와의 폭 이내에서 봉합이 만들어져 있다. 용도에 맞게 그 폭을 조절하면서 사용하면 좋을 것이다.

Chapter 10

 iGBR 부위의 드릴링 노하우

3개월 내지는 4개월이 흘러 이제 iGBR을 통해 좋은 골과 두툼한 각화치은을 모두 형성하였다고 가정하자. 드디어 임플란트를 심어야 할 시간이다. 임플란트를 심을 때 고려할 사항이 있을까? 이 내용은 엄밀히 말하면 iGBR에 관한 내용은 아니므로 잠시 쉬어가는 느낌으로, 고등학교 때 많이 했던 문제풀이 형식으로 한번 재미있게 서술해 보았다.

파트 1 – 뉴튼의 '고정' 역학(ft. 뉴튼의 '고전' 역학 아님)

문제 ❶ – 난이도 ★★

가영이는 심한 치주염을 앓은 뒤 #16 치아를 발치하였고 3개월이라는 긴 시간을 기다린 뒤에 임플란트를 심으러 영철이 병원을 찾아갔다. 영철이는 임플란트 회사에서 권장한 대로 드릴링을 시행한 뒤 임플란트 픽스쳐를 식립했다. 하지만 임플란트는 생각보다 너무 힘없이 들어가기 시작했고 마지막 깊이에 도달했을 때 고정은 5 Ncm이었다. 높이가 낮은 힐링 어버트먼트를 연결하여 3개월 정도 기다리면 뼈랑 붙겠지 생각되어 힐링 어버트먼트를 체결했는데 임플란트가 안에서 따라 도는 느낌이 들었다. 커버 스크루로 바꿔 연결하기 위해 역회전을 주었는데 힐링 어버트먼트와 임플란트가 하나가 된 채 통째로 빠져나왔다. 영철이는 어떤 실수를 한 것일까?

풀이

임플란트는 무조건 '고정'이다! 영철이는 임플란트의 초기 고정을 얻는 것을 실패하였다. 물론 임플란트의 표면이 좋아서 골유착을 가속화할 수 있다면 3개월 안에 좋은 고정값을 보일 수 있을 것이다. 하지만 이것은 환자의 치유 능력이라는 변수 앞에서 영향을 받을 수도 있다. 따라서 기계적으로 초기 고정을 얻어주는 것이 임플란트의 일반적인 프로토콜대로 진행할 수 있는 안전함을 확보하는 좋은 방법이다. 아무리 강조해도 지나치지 않다. 임상에서 항상 명심해야 할 대원칙이다. 수술 시 우리는 반드시 '고정'을 얻어야 한다. 고정은 무엇이며 어떻게 얻을 수 있는 것인지 살펴보자.

고정은 무엇인가? 임플란트에서는 고정을 두 가지로 분류한다. 임플란트학에서 아주 유명한 그림을 일단 살펴보자.

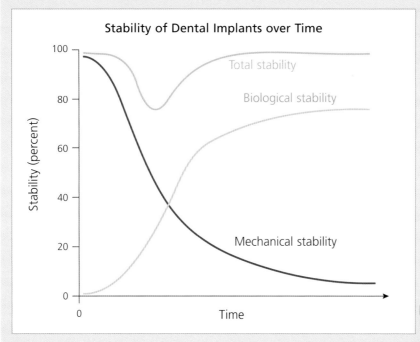

Stability of Dental Implants over Time

▶️ 10-1 시간에 따른 임플란트 고정값의 변화

임플란트를 골에 식립하면 골과의 접촉에 의해 기계적 안정성이 발생하게 된다. 이것을 1차 안정성 = primary stability = 기계적 고정 = 초기 골접촉으로 이해할 수 있다. 그래프에서는 파란 선을 의미한다. 골과 임플란트 식립체가 접촉하여 발생하는 고정이 처음에 100%라고 한다면 시간이 지나면 이 곡선은 점점 떨어지게 된다. 왜일까? 초기에 임플란트와 닿아서 강하게 고정을 부여하던 골은 '리모델링(remodeling)'의 과정을 거치게 된다. 이것은 모든 골이 겪는 운명이고 특성이다. 따라서 기존에 임플란트를 잡아주던 골이 흡수가 되고 사라지니 당연히 그 골에 의해 얻어지던 고정력은 줄어들게 되는 것이다.

그래프에서 주황색 커브는 무엇을 의미할까? 2차 안정성 = secondary stability = 생물학적 고정 = 신생골에 의한 골유착(osseointegration)이다.

골의 밀도가 매우 높은 피질골(cortical bone)과는 달리 대부분의 골을 형성하는 해면골(=수질골, 망상골, cancellous bone, spongious bone)을 조직학적으로 살펴보면 완전히 골로 가득 차 있는 것이 아니라 골로 만들어진 기둥들이 얼기설기 만들어져 처음에는 골과 접촉하지 않고 골내강(골수) 내에 떠있는 임플란트 표면이 존재한다. 이 부분은 처음에는 임플란트의 기계적 고정에는 기여하지 못하지만 골의 리모델링 과정에서 임플란트 표면에 골이 새롭게 침착하고 재생이 되면서 임플란트와 골이 접촉하는 영역을 표시하는 BIC (bone to implant contact, %)가 증가하고 결국 임플란트의 2차적 고정으로 기여하게 된다. 임플란트 표면이 우수하여 신생골 부착 속도가 빠르게 나타난다면 오히려 1차 고정보다도 2차 고정이 뛰어난 결과를 보일 수도 있다.

결론적으로 1차 고정의 강도는 치유 기간(대개 2달) 동안 감소하는 패턴으로 나타나고 반면 2차 고정의 강도는 치유 기간 동안 점점 증가한다. 따라서 1차, 2차 고정의 합력을 구하면 초록색 그래프가 만들어진다. 재미있게도 치유의 특정 시기(대개 2-4주 시점)에서는 두 힘을 합하더라도 수치가 떨어지는 시기가 발생하는데 이를 stability dip (고정 감소)이라 부른다. 당연히 이 시점에 임플란트에 기계적 힘이 가해지면 임플란트가 흔들려 빠져나올 가능성이 높아진다! 만일 임플란트 식립 시 고정값이 좋았다고 하더라도 2-4주 시점에 인상 채득을 위해 임플란트에 힘을 강하게 주거나 한다면 임플란트의 골유착이 쉽게 깨어질 수도 있다.

여기서 잠깐!

Stability dip을 줄여 임플란트의 로딩 시기를 앞당기고 임플란트의 조기 실패를 줄일 수 있는 방법이 있을까? 바로 이러한 생각에서 나온 것이 스트라우만 (Straumann) 사의 SLActive 표면 개선과 네오 바이오텍 허영구 원장님의 애니 타임 로딩 컨셉이었다.

우선 스트라우만은 임플란트의 표면을 개선함으로써 2차 고정 그래프의 기울기가 증가하여 전체적으로 고정값 확보의 시간이 단축된다면 stability dip이 줄어들 것이라 광고하였다. 그렇다면 기존의 컨셉대로 굳이 2달 이상을 기다리지 않고 4-6주만 지나도 로딩이 가능하다는 것을 논문을 통해 확인시킨 바 있다. 임플란트의 표면이 또 한 번 개선되어 점프업을 하게 된다면 어쩌면 아예 stability dip을 없애버릴 수 있을 것이고 식립 후

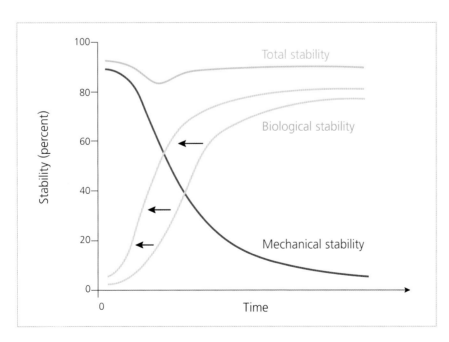

▶ **10-2** 임플란트 2차 고정의 증가 속도를 임플란트 표면 개선을 통해 얻으면 stability dip을 최소화할 수 있다는 스트라우만의 컨셉

언제든 인상 채득을 해도 문제가 없는 시기가 올 수도 있다. 현재 스위스 취리히 대학의 Jung 교수님의 연구진은 상당히 흥미로운 임상 컨셉을 제시하였다. 구치부 단일 임플란트의 경우에 한해서 첫 방문 때 임플란트를 심고 당일 인상채득을 한 뒤 두 번째 방문 때 실밥을 빼고 임시 보철물을 체결한다. 그리고 2달이 지난 뒤에 수술 직후에 채득해 둔 인상을 통해서(디지털이기 때문에 가능) 최종 보철물을 준비해 두었다가 체결하게 된다. 결국 총 3회의 내원만으로 임플란트 보철이 마무리되는 것이다. 심지어는 식립 직후 최종 보철을 해결하는 것도 연세대 치주과 연구에서 좋은 결과를 보여주었다.

반면 허영구 원장님의 애니타임 로딩 컨셉에서는 1차 고정이 내려가는 그래프를 더디게 만들어줌으로써 stability dip을 감소 내지는 소멸시킬 수 있다고 강조하였다. 이 방법은 임플란트의 수술 방법으로도 가능했고 또는 임플란트 자체의 디자인을 통해서도 가능하다고 말한다.

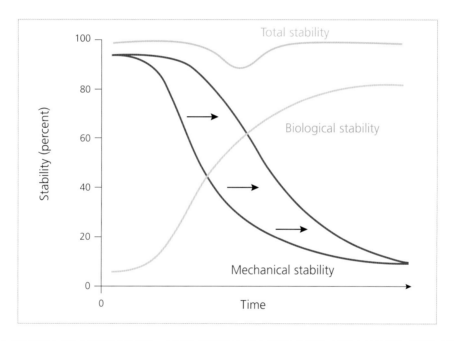

▶️ 10-3 임플란트 1차 고정이 줄어드는 속도를 임플란트 픽스쳐의 디자인, 특히 나사선의 개선을 통해 감소시킬 수 있고 이를 통해 stability dip을 줄일 수 있다는 네오 바이오텍 애니 타임 로딩 컨셉

문제로 다시 돌아가면, 영철이는 수술 중에 1차 고정을 얻는 데 실패한 것이다. 오래 기다릴 수 있고 환자의 골 치유가 정상적이며 무엇보다 커버스크류나 아주 낮은 힐링 어버트먼트를 연결하여 힘이 가지 않도록 할 수 있다면 2차 고정이 올라오는 것을 기다릴 수 있을 것이다. 하지만 영철이는 힐링 어버터먼트와의 체결력 > 임플란트 1차 고정력이 되는 상황을 만들어 버린 것이다.

만일 티타늄 포셉이 있어 임플란트를 잡고 힐링 어버트먼트를 분리할 수 있다면 다시 조심스럽게 식립(엎어두고)한 뒤 커버 스크류를 연결하여 submerge 시킨 뒤 3개월 정도 뒤에 2차 수술을 할 수도 있을 것이다. 그러나 3개월 뒤에 2차 수술을 했는데 혹 고정이 좋지 않다면? 한두 달 기다려보자고 할 수도 있겠지만, 그런 기약 없는 이야기들은 환자에게 큰 실망감을 줄 수 있다. 확실하게 예지성 있는 결과를 얻기 위해서는 아무래도 1차 고정을 얻어두는 것이 좋지 않을까?

영철이는 식립 부위의 골질에 대한 고려 없이 임플란트 드릴링을 시행하였고 그 결과 임플란트보다 구멍이 더 커지는 오버드릴링(overdrilling) 상태를 만들었다. 그로 인해 임플란트의 1차 초기 고정을 얻지 못하였다는 것이 문제였다고 볼 수 있다.

문제 ❷ – 난이도 ★★★

나영이는 원래 골밀도가 낮아서 예전에 임플란트 치료를 받다가도 고정이 나오지 않아 고생했던 경험이 있다. 이번에 임플란트를 잘 심는다는 정철이 병원에서 임플란트 상담을 받는데 역시나 고정이 잘 안 나올 것 같다는 이야기를 들었다. D4에 가까운 골질을 보이는 나영이에게서 임플란트 수술 시 강한 고정을 얻기 위해서 어떻게 하는 것이 좋을까? 올바른 것을 <u>모두</u> 골라라.
① 작은 구멍에 큰 임플란트를 넣는다.
② 드릴링을 다시 해서 더 긴 임플란트를 심는다.
③ 강력한 발톱 같은 나사가 있는 것을 심는다.

풀이

임플란트의 고정을 극대화하기 위해서는 ①처럼 하는 것이 가장 타당한 방법이라 할 수 있다. 아래 그림을 보면 쉽게 이해가 될 것이다.

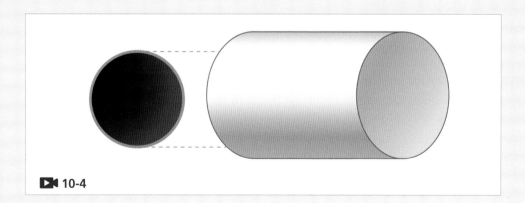

▶️ 10-4

구멍의 크기보다 우측에 있는 원기둥의 크기가 훨씬 크다. 당연히 저 원기둥이 작은 구멍에 들어가면 아주 꽉 끼는 상태가 될 것이다. 물론 저 구멍에 원기둥을 밀어 넣는 것은 불가능할 것이다. 그래서 다음과 같이 해야 한다.

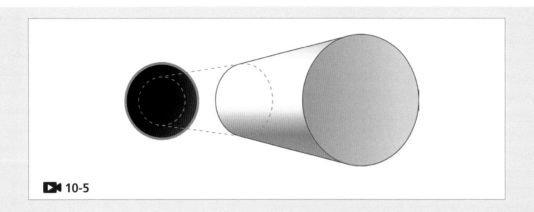

◀ 10-5

원기둥이 아닌 (끝이 잘린) 원뿔을 저 작은 구멍에 밀어 넣는 것은 손쉬운 일이다. 그리고 어느 시점까지 들어가게 되면 이제 작은 구멍보다 원뿔의 크기가 커지게 되므로 원하는 대로 꽉 조이는 것이 가능하다.

그리고 당연히 '크기 차이가 클수록 고정력은 커진다.'

그리하여 대다수의 임플란트 회사들은 이 컨셉을 임플란트 디자인에 녹여내어 임플란트 고정력을 증가시키고 있다. 다시 말해 마지막 final drill의 사이즈보다 임플란트 식립체의 사이즈를 더 크게 만드는 것이다. 4 mm 직경까지만 드릴링을 하고 5–6 mm 직경의 임플란트를 심는다고 가정해 보자. 얼마나 빡빡하게 임플란트가 들어가겠는가.

그 어떤 상황에서도 강력한 고정을 얻을 수 있는 것으로 유명한 (때로는 지나친 고정 때문에 초심자들이 쩔쩔 매기도 한다는) 덴티움 사의 디자인을 살펴보자.

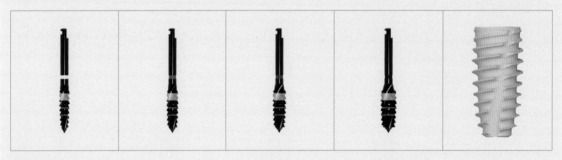

◀ 10-6

예를 들어 덴티움 사의 임플란트 4.5 x 10 mm를 심는다고 가정하자. 회사에서 제공하는 드릴의 마지막 드릴은 4.3 x 10 mm의 드릴이다. 즉 최종 드릴의 직경보다 임플란트의 사이즈가 0.2 mm 더 큰 것이다 (물론 앞서 본 끝이 잘린 원뿔처럼 임플란트의 최상방이 가장 두껍게 되어 있다).

만일 드릴의 최종 사이즈보다 임플란트 직경을 훨씬 더 크게 만든다면? 고정은 더 증가한다. 아마 들어가다가 멈추는 일이 생길 수도 있을 것이다. 그러니 적절한 크기 차이를 정하는 것이 중요하겠다.

반대로 최종 사이즈 드릴과 임플란트 직경이 비슷하다면? 당연히 고정력은 떨어진다. 대표적인 예가 스트라우만 임플란트의 초창기 디자인, 실린더 타입 임플란트이다.

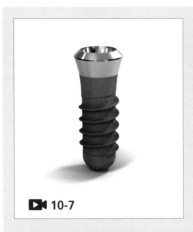

10-7

나사산이 있기는 하지만 그 수가 최소한이며 임플란트의 바디 자체가 거의 평행한 원기둥의 모습을 갖고 있다. 그러다 보니 스트라우만 초창기 유저들은 임플란트 식립 시 고정에 너무나도 큰 어려움을 겪었다. 드릴링이 익숙하지 않은 초기 스트라우만 유저들은 거의 임플란트 고정을 얻지 못하고는 했고 그리하여 나중에는 스트라우만 TE (tapered effect)라는 라인이 추가되어 좀 더 강하게 고정을 얻을 수 있도록 만들어졌다. 필자 역시 스트라우만 티슈 레벨 오리지널 임플란트를 열심히 심던 시절 고정 얻는 데 실패하여 TE를 많이 심었었다. 엑스레이 상에서 TE가 심어져 있다면 '아 저 사람 수술하다 고정 못 얻었구나'라고 생각하면 정확하다.

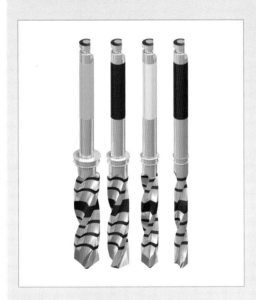

10-8 스트라우만의 오리지널 드릴 역시 아주 정직하게 생긴 원기둥 모습이다. 드릴도 원기둥, 임플란트도 원기둥이다(심지어 스트라우만 드릴은 1회용이다. 지금은 상상도 할 수 없는 시절이다).

그렇게 어려움을 겪는 유저들이 많다 보니 스트라우만 임플란트는 디자인의 변화를 시도한다.

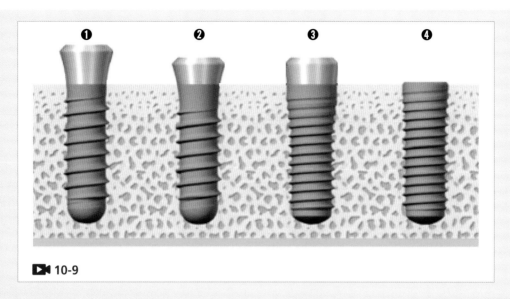

▶ 10-9

❶번: 오리지널 스트라우만 임플란트이다.

❷번: 티슈 레벨 임플란트의 스무드 서피스(smooth surface)를 2.8 mm에서 1.8 mm로 낮춘 임플란트이다. 전치부에서 심미적인 문제가 야기되다 보니 이를 낮춘 것이다. 점차 본 레벨 임플란트로 가까워지는 단계에 있다.

❸번: 바로 TE (tapered effect) 임플란트이다. 고정이 잘 얻어지지 않는다는 유저들의 불만 때문에 임플란트의 나사산의 수가 증가했고 임플란트 상부가 넓어져서 상부의 고정을 얻을 수 있는 형태로 바뀐 것이다. 당시 필름으로 파노라마를 찍었던 그 시절, 파노라마에 TE 임플란트가 심겨 있다면 술자가 드릴링하고 고정을 얻지 못했구나 바로 추측할 수 있던 시절이다.

❹번: 드디어 본레벨 임플란트가 등장했다. 스트라우만 임플란트의 시그니처인 티슈레벨을 버리고 본레벨을 선택하여 많은 이를 놀라게 했다. 결국은 한국형 임플란트 디자인으로 점점 가까워지기 시작하였다. 결국 고정은 한국형 임플란트가 탁월하다고 볼 수 있다.

문제의 ② 선택지의 작은 길이보다 긴 임플란트를 심으면 고정이 더 좋아진다는 말은 왜 오답일까. 물론 임상적으로는 조금 더 긴 것으로 교체해서 심으면 고정이 더 증가하는 느낌은 들 수 있겠지만 임플란트 픽스쳐를 교체하는 것이 쉬운 일도 아닐뿐더러 이것은 초창기 임플란트 연구에서 이미 유한요소분석(finite element analysis)을 통해서 밝혀진 부분이다. 아래와 같은 그림을 많이 접했을 것이다. 실제 골질, 골량, 골형태 등을 컴퓨터에 입력하고 가상의 임플란트를 식립을 한 뒤 로딩을 가했을 때 골에 가해지는 압력을 시뮬레이션하는 것이다. 논문마다, 그리고 실험한 임플란트의 디자인마다 조금씩은 차이가 있지만 결과적으로는 임플란트 최상방 3-4 mm 이하로는 그리 큰 압력이 발생하지 않는다는 점을 알 수 있었다. 즉 극단적으로 말하면 3-4 mm 이상의 길이는 임플란트의 고정에 그리 큰 기여를 하지 않는다는 점이다. 그러한 컨셉 하에 임플란트가 점점 더 숏 임플란트로 진화하는 것이다. 필자가 수련받던 시절 임플란트 기본 길이는 13 mm였고 좀 더 고정이 필요하면 15 mm를 심었었다. 10 mm를 심으면 마음이 엄청 불안했고, 몇 년 쓰다가 탈 났다고 하면 다시 심어드려야지 할 정도였다. 그런데 요즘은 10 mm만 되어도 길어 보이는 느낌이 있어서인지 8 mm를 심는다는 환자가 많아졌다. 그러니 ② 선택지 역시 잘못된 것이다.

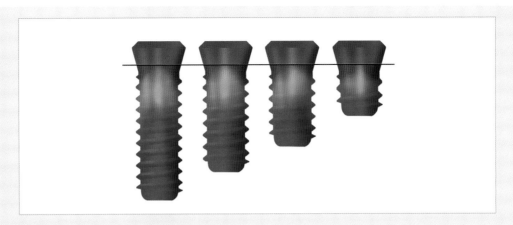

▶️ **10-10** 임플란트 길이가 길면 고정에 도움이 될 것 같지만 유한요소 분석을 해보면 사실 임플란트 상부 3-4 mm가 가장 중요한 역할을 하고 그 이후부터는 큰 차이는 없는 것으로 나타난다.

③ 선택지에 언급한 발톱처럼 강한 나사산은 임플란트의 고정에 분명 중요한 요소이다.

나사산의 형태는 임플란트 디자인의 한 부분이라 임상가가 선택할 것은 딱히 없다. 역사를 통해서 어느 정도 결론이 난 부분이라 자세히 언급하지는 않겠다.

다만 수술을 하는 술자의 입장에서 고정을 강하게 얻을 수 있다는 점에서 나사산이 강한 임플란트 디자인은 큰 도움이 된다. 아스트라의 경우 나사산이 약하다. 표면이 좋아 뼈와 잘 붙는다고는 하지만 그래도 발치 시에 어려움이 있을 수 있다. 그리고 장기간 강한 교합력이 주어졌을 때 아무래도 저항하는 힘은 약할 수밖에 없다.

반면, 강력한 나사산을 강조하는 메가젠이나 스트라우만의 TLX BLX 같은 디자인은 확실히 누가 봐도 강한 고정에 도움이 될 것 같다. 하지만 나사산을 무한정 길게 뺄 수는 없다. 적정한 선에서 나사산을 멈추려면 오히려 임플란트 바디의 두께를 얇게 해야 비슷한 길이의 나사산을 유지할 수 있게 된다. 결국 임플란트의 기계적 강도를 손해 봐야 하는데 이것은 아무래도 불안할 수밖에 없다.

그리하여 이번 문제의 정답은 ①과 ③이 되겠다.

자 그렇다면 iGBR을 한 골에 임플란트를 심을 때는 그럼 어떻게 고정을 확보해야 하는 것일까? 우선 iGBR 부위의 골질이 어떤지에 대해서 이야기하겠다. 우선 치조골의 골질을 표현하는 방식을 살펴보면 60년이 넘는 임플란트의 역사상 널리 통용되는 골질 분류는 아래 분류가 주로 활용되고 있다. 이 두 분류가 워낙 직관적이기도 하고 또 반대로 말하면 그리 정확하지 않기도 해서인 듯하다. Lekholm과 Zarb는 피질골과 해면골의 비율에 따라 아주 강한 골을 D1, 아주 물컹한 골을 D4라고 하였다.

하악 구치부에서는 아주 가끔 D1의 골을 만날 수 있다. 드릴링을 다 했는데도 피 한 방울 나오지 않는 경우가 있는데 바로 이것이 D1골이다. 고정이 좋다고 볼 수도 있지만 오히려 임플란트 실패도 증가한다. 초기 골유착을 위해서는 본 리모델링이 일어나야 하는데 그것이 일어나지 않기 때문이다.

반면 상악동 수술 후 골이 재생이 되었으나 양으로는 충분해도 질이 부족한 경우가 있어서 '새우깡' 같은 골이 느껴질 때가 있다. 이런 경우를 D4라고 볼 수 있겠다.

하지만 조직학적으로 이를 다 계측한 것도 아니고 그저 드릴링하면서 느껴지는 감각을 기반으로 하고 있기에 참으로 부정확한 분류이다. 심지어 Misch 교수님은 단풍나무, 소나무 같은 느낌이라고 이야기하고 있는데 자연을 만끽하며 자라나는 미국의 치과의사들이라면 이해할 수 있어도 아파트 단지에서 학원 버스로 학교-학원-집을 오가며 자라난 우리나라 치과의사들에게는 이해가 잘 가지 않는 비유이다. 게다가 나무에 드릴링을 해 본 적도 없으니 더더욱 생뚱맞다.

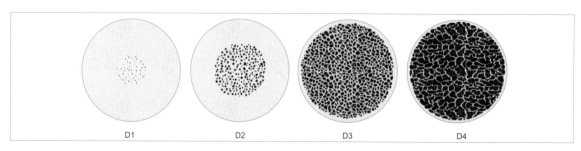

Misch bone density classification (1988)

Bone Density	Description	Tactile Analog	Typical Anatomic Location
D1	Dense Cortical	Oak or Maple	Anterior Mandible
D2	Porous Cortiacl and Coarse Trabecular	White Pine or Spruce	Anterior Mandible Posterior Mandible Anterior Maxilla
D3	Porous Cortiacl (Thin) and Fine Trabecular	Balsa wood	Anterior Maxilla Posterior Maxilla Posterior Mandible
D4	Fine Trabecular	Styrofoam	Posterior Maxilla

▶️ **10-11** Misch, C. E. "Bone character: second vital implant criterion." Dent today 7 (1988): 39.

여하튼 iGBR이 된 부위는 **3개월 차**에는 거의 D3 정도의 골질을 갖게 된다. 이는 환자의 연령이나 골재생능력에 따라 편차가 있기는 하지만 대부분은 D3라고 보인다. 간혹 염증이 심했거나 골다공증이 있거나 기타 요인에 의해 영향을 받게 되면 D4가 될 수도 있으나 그런 경우는 거의 발생하지 않는다. 만일 **4개월**까지 기다리게 되면 **D2 골질**을 만들 수 있다. 하지만 4개월 기다려서 임플란트를 심고 2개월 뒤에 보철을 올리는 것보다는 3개월 기다려서 임플란트를 심고 3개월 뒤에 보철을 올리는 것이 같은 6개월이지만 환자에게는 기다림의 시간을 조금 줄일 수 있는 것 같다(물론 고정값이 괜찮거나 반응이 좋은 경우는 2개월 만에 보철물을 올리되 임시 보철물의 형태로 하여 progressive loading 프로토콜을 따르면 된다).

하지만 많은 임상가들은 D3 골에서 임플란트의 고정을 얻고 힐링 어버트먼트까지 체결한다는 것이 쉬운 일은 아니라는 것을 알고 있다. 대부분 커버 스크루로 겨우 덮을 정도로 고정을 못 얻는 경우가 많을 것이다. 그러한 이유는 대개 과도한 드릴링 때문이다. 사실 과도하지는 않다. 회사에서 시키는 대로 드릴링을 했으니 정확한 드릴링을 한 것이다. 하지만 D3의 골질(그리고 골이식재의 종류에 따라 가끔은 푸석푸석한 느낌이 드는)에 임플란트 드릴링을 100% 정직하게 다 하게 되면 임플란트의 고정을 충분히 얻을 수 없다.

그리하여 필자는 ① 최종 직경 보다 한 단계 적은 드릴링을 가장 선호하며, ② 골질이 유난히 안 좋은 경우는 1.5단계, 즉 2단계 작은 드릴에서 상부 ½만 드릴링을 하여 임플란트를 기계적으로 꽉 밀어 넣는 방식을 선호한다. 물론 10 mm를 드릴링하고 8 mm를 깊이 넣는 방식도 가능하긴 하지만 앞서 이야기 한대로 실제 고정력의 대부분은 측방에서 잡아주는 힘으로 나오기 때문에 길이를 가지고 고정을 얻으려 하는 것은 큰 의미는 없다.

다만, **iGBR한 부위보다 최소 1.1 mm 정도 더 들어가서 하방의 잔존골에 임플란트를 고정**하려는 노력은 반드시 해주는 편이다. iGBR 이후 6년 간의 데이터를 정리한 결과 임플란트 실패의 요소들을 정리해 보니 임플란트가 iGBR 부위 내부에 퐁당 들어간 경우는 실패 위험이 증가하며 최소 1.1 mm의 잔존골을 engage하는 경우 성공률이 급증하는 것으로 나타났다. 임상에서 1.1 mm를 측정한다는 것은 불가능할 것이고, 대략 2 mm 정도는 engage하도록 심는 것이 안전하겠다. 물론 하치조신경, 상악동하연 때문에 불가능한 경우가 훨씬 많다. 그러한 경우는 보철 로딩 시 반드시 점진적으로 조심해서 진행하는 것이 좋다. 통법대로 진행하게 되면 환자가 저작 시 시큰하다는 주소로 재내원하게 될 가능성이 높은데 이것은 osseointegration은 잘 일어났지만 주변의 골이 아직 완전히 광화가 되지 않아서 생기는 증상이다. 시간이 주어지면 반드시 해결되는 문제이니 걱정할 필요 없다.

Chapter 11

One more thing 향후 해결해야 될 것들

iGBR의 모든 것을 이제 거의 다 언급한 듯하다. 임상으로 뛰어가 바로 적용하기 전에 마지막 중요한 이슈들이 있어 짚고 가려한다. 애플 이벤트 마지막에 항상 'One more thing'으로 강의를 마쳤던 스티브 잡스처럼 필자도 책을 마무리하려 한다. 다만 하나는 아니고 무려 다섯 가지이다.

첫 번째 로딩 프로토콜이다. iGBR을 한 부위에 임플란트를 심고 평상시처럼 두 달 내지는 두 달 반 뒤에 loading을 바로 시작해도 되는지 아직 근거는 많지 않다. 임플란트 주변의 osseointegration은 충분히 일어났지만 주변의 골 자체가 약하기 때문에 크라운이 들어간 다음 씹을 때 가끔 시큰하다는 느낌을 호소하는 환자들이 존재한다. 이런 경우는 주변 신생골들이 완전히 광화가 되기까지 추가적인 1-3개월의 시간이 필요하다는 뜻이다. 따라서 환자의 임플란트가 재생된 뼈에만 심어진 경우에는 loading을 바로 시작하지 않고 progressive loading을 통해 임시 치아를 중간에 사용하는 것을 권장하고 있다. 환자가 원한다면 오히려 1-2달 더 기다렸다가 보철 작업을 진행할 수도 있겠다.

두 번째 long term results이다. iGBR 이후 임플란트가 안정적으로 잘 적용하고 잘 사용할 수 있는지에 대해서는 현재 10년 데이터를 축적한 논문을 작성 중이다. 통계에 따르면 실패도 분명 존재한다. 하지만 이것은 주로 재생된 뼈에 임플란트가 달랑 내지는 퐁당 심긴 경우에 주로 발생하였다. 따라서 임플란트를 심을 때에는 되도록이면 하방에 잔존골을 포함시키도록 하는 것이 매우 중요할 것 같다. 현재 데이터 분석에 따르면 1.1 mm 이상의 잔존골을 포함시키는 경우 성공률이 매우 높아지는 것으로 나타났다. 아래에 좀 더 자세히 설명하였다.

세 번째 peri-implantitis에 대한 저항력이다. 사용된 골 이식재가 어떤 이식재인지에 따라 중요할 것 같다. 합성골을 종종 iGBR에 사용하고 싶다고 하는 분들이 계시는데 별로 추천하고 싶지 않다. 신생골의 재생도 느릴 것이고, 향후 합성골이 남아 있다가 염증 원인이 될 가능성이 있기 때문이다. 따라서 필자는 현재로서는 이종골을 사용하는 것을 추천하고 있다. 하지만 향후 좀 더 좋은 연구를 통해 이 부분에 대해서도 답을 얻어야 될 것 같다.

네 번째 3-4개월의 치유 시간에 대한 부분이다. 현재는 iGBR 후 임플란트 식립까지의 시기를 4개월 치유에서 3개월 치유로 단축을 성공시킨 상태이다. 하지만 이마저도 2개월로 단축시킬 수 있는 방법은 없을까? 이 부분을 고민하고 있다. 어쩌면 조만간 답을 나눌 수 있을지 모르겠다. iGBR 2편에서 그 답을 나눌 수 있게 되기를 기대해 본다.

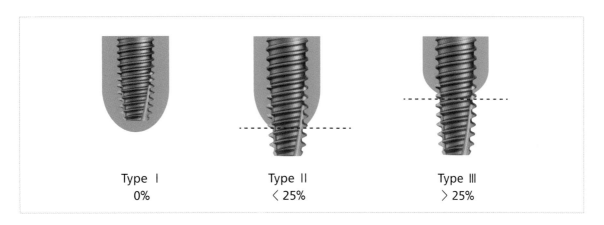

Type I	Type II	Type III
0%	〈 25%	〉 25%

▶ **11-1 임플란트와** iGBR **부위와의 관계를 분류한** implant engagement classification

다섯 번째 iGBR 하방의 잔존골 engagement에 따른 분류이다. iGBR 후에 임플란트를 심을 때 임플란트가 재생된 뼈에 퐁당 잠기게 되는 형태의 식립이 있다. 이것을 **Type 1**이라고 하자. 임플란트를 조금 길게 내지는 깊이 심어 임플란트 전체의 길의 25%가 하방 잔존골에 고정을 얻도록 심었다고 하자. 8 mm 임플란트였다면 2 mm 정도가 심긴 것이다. 이것을 **Type 2**라고 하겠다. Type 3는 25% 이상이다. 하지만 사실 이런 Type 3의 경우는 거의 존재하지 않는다. 아마도 바로 임플란트를 심지 iGBR을 하지는 않았을 것이다. 따라서 주로 Type 1과 Type 2가 임상에서 흔히 접하게 된 부류인데, Type 2는 앞서 언급한 대로 1 mm 이상의 잔존골을 포함했기에 안정적인 결과가 얻어지리라 기대된다. 하지만 Type 1의 형태처럼 '퐁당' 심어진 경우에는 앞서 언급한 것처럼 progressive loading이라든지 delayed loading을 통해 안정적으로 접근하는 것이 중요할 것이다. 그러니 기회가 주어진다면 되도록 하방의 잔존골을 engage할 수 있는 방향으로 식립하는 것이 좋을 것 같다.

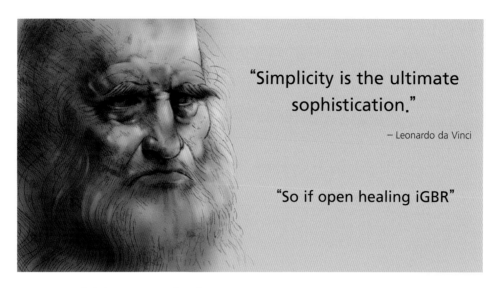

"Simplicity is the ultimate sophistication."

– Leonardo da Vinci

"So if open healing iGBR"

▶️ **11-2 레오나르도 다빈치의 명언.** 단순함이야말로 궁극의 정교함이다. 오픈 힐링 iGBR 역시 그러하다.

완벽함이란 무엇인가 생각해 보라 하면 우리는 모든 것을 다 포함한 상태를 떠올리지만, 생떽쥐베리는 **더 이상 뺄 것이 없는 상태가 가장 완벽한 상태**라는 명언을 남겼다. 단순함의 중요성을 강조한 것이다. 레오나르도 다빈치 역시 비슷한 이야기를 했는데 **'단순함이란 궁극의 정교함이다'**라고 이야기를 하였다. 오늘 iGBR의 책이 한 권 만들어지기까지 10여 년의 세월 동안 정말 많은 iGBR을 하도 많은 시도를 하며 정말 많은 고민과 생각을 했다. 그리고 수술 과정, 술후 처치 과정 등등을 정교하게 조절하는 튜닝 과정을 거쳤고 드디어 완성된 버전을 공개하게 되었다.

필자의 생각에 **오픈 힐링 iGBR이야말로 궁극의 정교함을 가진 극도로 단순한 술식**이라고 생각한다. 더 이상 뺄 것도 없고 더 이상 더할 것도 없다. 이 단순한 술식을 만들기 위해 필자는 10년 동안 연구하고 고민을 해왔다. 부디 이 책을 통해 단순하지만 강력한 이 술식으로 임상에서 좋은 결과들을 많이 얻으실 수 있기를 응원한다.

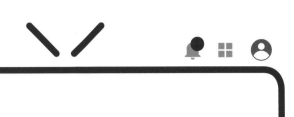

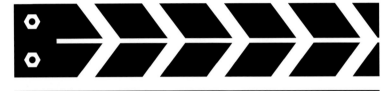

부록 편

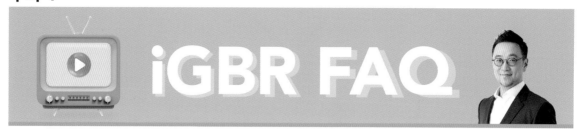

Q1

염증이 심한 케이스에서는 어떻게 하시나요?　　　　　　　　　　　　　－ 🐱 니콜키크드만 님

염증이 심하면 아무래도 골이식재를 이식하는 것이 두려우실 수 있다고 생각합니다만 오히려 그렇기에 iGBR을 더더욱 적극적으로 하시는 것을 권장하고 싶습니다. 저희가 사용하는 오픈 힐링 방식은 수술 부위가 오픈되어 있기 때문에 세균총이 혐기성 세균총으로 넘어가는 것을 아무래도 최소화할 수 있습니다. 또한 계속적인 산소 공급이 원활하기 때문에 1차 유합을 얻는 경우보다는 감염의 가능성이 훨씬 줄어들게 됩니다.

아이들이 넘어져서 무릎이 까지면 자연스럽게 두어도 딱지가 생기면서 재생이 일어나는 것을 경험하셨을 겁니다. 오픈 힐링은 이런 컨셉이기 때문에 신체의 자연스러운 치유를 적극 활용하고 있습니다.

당연히 발치 후 염증 조직을 깨끗하게 제거해야 하고 내면에 발치 후 조각이 남아있지는 않은지 확실하게 확인해야 합니다. 염증이 심한 경우 특히 출혈이 심하기 때문에 시야 확보가 매우 어렵습니다. 따라서 완벽한 염증 조직 제거가 어려울 수 있으니 이 부분을 주의해 주시면 좋습니다.

그리고 지혈의 문제도 중요합니다. 아무래도 염증이 심하면 발치 후 높은 출혈 성향을 보일 수 있기 때문에 이식재가 피와 함께 빠져나올 가능성이 매우 높습니다. 흘러나오는 피를 조절하며 이식을 하는 것이 쉽지는 않습니다. 그래서 더더욱 입자형 이식재를 쓰면 너무 많이 씻겨 나오기에 콜라겐 뼈를 얼른 다져 넣어주는 것이 좋은 것입니다. 게다가 콜라겐 뼈를 강하게 다져넣으면 지혈까지 되니 일석이조입니다!

Q2

협측 골파괴가 심한 경우는 콜라겐 막을 협측에 넣어주시나요?　　　　　　　　－ 😈 반지하제왕 님

발치와라고 하는 컨테인드 디펙트(contained defect)의 장점이 있기 때문에 그 안쪽에다가 콜라겐 뼈를 다져 넣는다면 1차 고정(primary stability)는 자동적으로 얻어지는 거라 굳이 멤브레인을 넣을 필요는 없었고 상부의 발치와 입구만 차폐시키면 되지 않나 생각합니다. 사실 콜라겐 멤브레인을 차폐막으

로 사용하는 것은 예전 전통적인 GBR 개념에서는 세포를 차단한다는 의미에서 차폐막이라 불렸던 것인데 실제 오랜 세월이 지나고 보니까 세포를 차단하는 기능보다는 이식재를 기계적으로 보호해서 이식재가 움직이지 않도록 안정화시키는 게 더 큰 역할이었다는 깨달음을 최근에 많은 학자들이 얻고 있습니다. 그래서 고정이 더욱더 중요하게 된 거고 그렇다면은 굳이 멤브레인을 넣지 않더라도 뼈 특히 콜라겐에 의해서 스스로 고정이 되어 있는 뼈는 더욱더 고정이 잘 되지 않겠느냐라는 게 최근에 트렌드라 굳이 협측 파괴가 심한 경우에는 굳이 콜라겐 멤브레인을 미리 넣지는 않습니다.

협측으로 리세션이 심하게 되어서 발치를 한 경우에는 아무래도 골 상황이 협측으로 경사가 져있기에 콜라겐 골을 넣는다 하더라도 재료가 빠져나오거나 안정화되기 어렵습니다. 그래서 이런 경우에는 Better Graft 같은 3D 콜라겐 매트릭스를 넣을 경우에는 오히려 안정성을 얻기가 좀 어려워서 이 경우에 한해서만큼은 흡수성 콜라겐 멤브레인으로 Bio-Gide와 같은 형태의 멤브레인을 이용해서 뼈를 잘 감싸주고 골에 착 달라붙을 수 있도록 해주고 있어요. 기계적 물성도 뛰어나고 무엇보다 이식재를 잘 잡아주는 능력이 뛰어납니다.

Q3

환자분의 연세가 많거나 당뇨가 있거나 기저질환이 있어도 하시나요? — 😎 닥쳐슬럼프 님

 네, 오히려 이런 경우들이 iGBR의 진정한 적응증입니다. 환자분의 연세가 많아서 복잡한 수술을 이겨내실 체력이나 면역력이 없는 분이라면 수술을 최대한 간단하게 가져갈 필요가 있죠. 따라서 발치를 신속하게 하고 iGBR을 시행한 뒤 3-4개월 정도 치유를 기다린다면 이후 임플란트를 역시 더 간단하게 심을 수 있습니다. 각화치은이 좋은 경우, 특히 상악 구치부와 같은 경우는 플랩리스 수술도 가능해요. iGBR은 대략 7분 정도, flapless 임플란트는 2분 30초 정도 소요됩니다(제 수영장 영상을 보시면 아실 수 있습니다).

각화치은이 충분한 상악 구치부의 경우는 거의 루틴하게 5 mm 티슈펀치를 이용해서 연조직을 깔끔하게 따내고 (대부분 골이 소프트하므로 약간 골 내면까지 들어가는 느낌이 들 겁니다. 이 연조직을 깨끗하게 따내야 드릴링 시 연조직 가닥이 나풀거리는 것을 막을 수 있습니다) Orban knife로 깔끔하게 통째로 뜯어내면 실린더 타입으로 연조직이 제거 됩니다.

이후 스타퍼가 있는 드릴을 이용해서 임플란트를 심으면 굳이 판막을 열고 골수준을 체크하지 않더라도 아주 손쉽게 임플란트를 심을 수 있답니다. 뼈가 운동장 수준이기 때문에 눈 감고도 심을 수 있을 정도라는 것을 아시게 될 거예요.

비적응증이라고 생각되는 경우가 오히려 적응증이다. 이렇게 기억하시면 iGBR의 좋은 적응증을 찾으실 수 있겠습니다.

Q4

iGBR 후 감염이 된 경우가 있으신가요? — 달려야하니 님

지난 10여 년간 수천 개의 iGBR을 했습니다. 딱 두 번 감염이 되어 실패한 적이 있습니다. 두 경우 모두 사랑니를 남겨 놓은 경우였습니다. 예를 들자면 #37번의 치주가 나빠져서 발치를 해야 하는데 #38번이 수평 매복되어 있는 경우에, 원칙대로 하자면 #38을 빼고 iGBR을 하는 것이 좋겠지요.

그렇지만 종종 안 그래도 될 것 같은 무모한 확신이 드는 경우가 종종 있으시지요? 특히 #38이 신경을 완전 압박하고 올라 탄 경우 말이죠. 이럴 때는 환자께 고지하고 #38 교합면을 깨끗하게 청소하고 iGBR을 진행하는데요, 결국 2개 증례는 그 부위로부터 감염이 시작되었어요. 거의 즉각적인 감염이 발생합니다. 그 이후 사랑니도 반드시 함께 발치를 하고 있습니다. 이후에는 감염은 '제로'입니다.

Q5

발치와를 둘러싸는 육아조직을 들어 올려서 덮개로 쓰는 방법은 혹시 사용하지 않으시나요?

— 명란젓 코난 님

Reactive soft tissue (RST)라고도 부르죠. 환자의 육아조직을 이용하니 치유가 확실히 빠르고 혈관화가 되어 있는 유경판막 형태이기 때문에 치유가 비교할 수 없이 빠르게 가속화되는 것으로 알고 있습니다. 육아조직의 양이 아주 충분한 경우라면 사용이 가능하겠지만 양이 적절하지 않은 경우가 많으면 결국 부족한 부분만큼 콜라겐 그라프트를 사용해야 하니 저는 그냥 일괄적으로 콜라겐 그라프트를 사용하고 있습니다. 그리고 저는 평생을 아카데미아에 몸을 담고 있다가 이제 비즈니스의 세계로 나온 입장에서 치과 산업의 균형 잡힌 발전을 위해서 그리 부담되지 않는 생체 재료 정도는 우리가 소비해 주어야 한국의 치과 산업(특히 새로운 분야를 도전하는)이 발전할 수 있다고 생각합니다. 그래서 Better Graft만큼은 열심히 쓰려고 하는 편입니다.

Q6

iGBR 하면서 픽스처 같이 식립하면 안 될까요? 그리고 iGBR 하고 나서 추후 식립 시 로딩은 보통 몇 달 뒤 하나요?

— 모두까기 인형 님

발치 후 임플란트 식립이 가능한 경우 저는 iGBR이 아닌 iiGBR (Immediate implant and GBR)이라고 부르고 있고 물론 증례가 해당된다면 종종 시행하고 있습니다. 가끔 발치 즉시 임플란트를 심었는데 도무지 신경관과의 거리도 가깝고 드릴링을 더 할 수도 없고 하여 고정을 결국 확보하지 못하는 경우

들이 많습니다. 이러한 경우에도 임플란트는 조심스레 꽂아두고(고정이 전혀 얻어지지 않는 상황) 주변과 상부에 콜라겐 골을 이식하고 상부에는 Better Graft로 아예 덮어버리는 iiGBR 방식도 하곤 합니다. 3개월 충분히 기다린 뒤 2차 수술을 해 보면 의외로 ISQ 수치가 잘 나옵니다. 만일 불안하다면 조금 더 기다렸다가 보철을 하거나 아니면 provisional crown을 먼저 연결하고 천천히 loading을 시작해도 될 것 같습니다.

로딩은 루틴하게 2.5개월 뒤에 ISQ 측정 후 시행하고 있습니다. 다만 재생된 골 내부에 임플란트가 풍당 잠긴 경우라면 좀 더 치유 시간을 두거나 provisional crown (PMMA)을 이용해서 점진적인 로딩을 가해주고 있습니다.

Q7

iGBR 시 사용한 콜라겐 그라프트 종류와 PDRN에 대해서 자세히 부탁드립니다. — 밥이 브라운 님

제가 사용하는 것은 덴티움 사에서 생산하는 콜라겐 그라프트인데 사실은 그 두께가 임상에서 적용하기에 애매한 두께라서 약 2.5 mm 정도의 적절한 두께를 가진 것으로 '알파베러(alphabetter.kr)' 사에서 OEM을 의뢰하여 제작한 Better Graft라는 것을 사용하고 있습니다. 알파베러를 통해서 구입이 가능합니다. 오픈 힐링 했을 때 기계적 물성이 있기에도 충분하고 필요시 submerge 해야 할 때에도 잘 덮이는 적절한 두께입니다.

PDRN은 현재 국내 다양한 업체의 것을 사용하고 있습니다. 오래 검증이 된 원조 PDRN은 유한양행 리쥬비넥스가 추천됩니다. 원조 PDRN이기 때문입니다. 그 외에는 셀베인, 비타란, 하이디알 등을 사용하고 있습니다.

Q8

iGBR을 위해 debridment할 때 하악관이 매우 근접하거나 상악동저의 뼈가 없고 상악동막만 있을 경우에는 염증 제거를 어떻게 하시는지 궁금합니다. — 산드라 불독 님

하악관이 가까운 경우라면 저도 굳이 무리하지 않고 debridement를 조심스럽게 하거나 일부 남겨놓는 수밖에 없습니다. 완벽한 제거가 가지는 장점보다는 무탈한 치유를 얻는 것이 더 중요하다고 생각합니다. 상악 구치부에서 염증이 심했던 경우 상악동 하방으로 구멍이 뚫려 있는 경우가 많이 있습니다. 이럴 때 iGBR 어떻게 하는지 궁금해하시는데요, 콜라겐 골이식재가 빛을 발합니다. 구멍보다 더 큰 크기로 트리밍을 해서 구멍 위에 얹어주면 병목 현상처럼 상악동 내로 이식재가 빠지지 않고 안전하게 골이식을 할 수 있습니다. 염증 제거의 경우에는 당연히 조심스럽게 최소한만 하고 천공을 피하는 것이 중요하겠습니다.

Q9

발치 전인데 이미 상악동염이 있는 경우에도 상악에 iGBR하시나요? — 🧑‍🤝‍🧑 선녀와 사겼군 님

상악동염의 원인이 만일 치아 문제라면 당연히 발치 후에 상황은 좋아질 것이기 때문에 iGBR을 마음 놓고 할 것 같습니다. 만일 알레르기나 다른 문제가 원인이라면 이것은 이비인후과에서 해결을 해야 할 듯합니다. iGBR은 여러 가지 어려움이 있을수록 더더욱 마음 편하게 할 수 있는 술식이라는 장점이 있습니다. 따라서 이 술식을 하지 않았을 경우 생길 많은 문제를 예방한다는 차원에서 시도하신다면 큰 부담 없이 접근하실 수 있겠습니다

Q10

발치 후 협측 골결손이 있을 때, 플랩을 열고 멤브레인을 먼저 적용한 다음 콜라겐본을 사용하시나요? 그 경우 기억자 형태로 멤브레인을 접어서 상부 socket 막고 그 위에 봉합을 하시는지, 아니면 Collagen Graft나 콜라플러그류로 멤브레인 위에 올린 다음에 봉합하시는지 궁금합니다.

— 🍚 오드리 햇반 님

말씀하신 테크닉도 매우 좋습니다만 연조직이 intact한 경우라면 굳이 판막을 열지 않고 있으며 협측으로 콜라겐 막을 넣는 것도 하지 않습니다. 콜라겐이 섞여 있는 골을 사용하고 있기 때문에 충분히 골이식재의 형태를 잡아줄 수 있기 때문입니다. 상부에 Collagen Graft를 피개하고 Hidden X 수처로 마무리하시면 되겠습니다. 콜라 플러그 등은 기계적 물성이 약하여 오픈 힐링 시 조기 탈락이나 흡수가 발생할 수 있으니 주의해서 사용하시는 것이 좋겠습니다.

Q11

iGBR에서 발치와의 상부, 즉 치관부의 골유지가 중요할 것 같은데, 치근단 부의 골이식을 loose하게 하고 치관부를 dense하게 하면 결과가 어떨까요? 골이식재 좀 아껴 보려고요. — 🙋 오즈의 맙소사 님

좋은 아이디어입니다. 사실 발치와 최하방은 당연히 가장 빠른 골재생이 생기는 부분이기 때문에 아무런 이식을 하지 않아도 골이 되는 최고의 공간입니다. 이 부분을 건너뛰고 상부에만 이식할 수 있다면 충분히 의미가 있겠습니다. 이식재의 양도 줄이고요. 하지만 문제는 하방에 골을 다지지 않고서는 상부에서 골을 눌러서 담기가 쉽지 않을 것 같다는 점입니다. Compressive force를 이용한 저의 골이식 테크닉은 무엇보다 이식재의 안정성 stability를 극대화하는 것에서 큰 의미가 발생합니다. 지혈 효과도 크고요. 만일 하

방을 성글게 하였다가 출혈이 계속 발생하여 이식재가 둥둥 뜨는 힘이 발생한다면 아무래도 이식재 탈락의 위험도 증가할 것 같습니다. 저는 아무래도 안정적인 방법으로 하방까지 다져 넣는 것을 추천드리고 싶으며 사실 콜라겐이 섞여 있는 뼈이기 때문에 그렇게 많은 양이 들어가지 않습니다. 입자뼈라면 이야기가 전혀 다릅니다. 아마 입자뼈를 사용하셔서 이런 생각을 하신 것 같습니다. 한번 콜라겐 뼈를 사용해 보시면 어떨까 싶습니다. 저는 알파베러에서 LPG라 하여 iGBR 관련 재료를 정리해서 소개해 드리고 있으니 한번 찾아보시면 좋을 것 같습니다.

Q12

좋은 강의 잘 들었습니다. iGBR할 때 협측 결손실이 심하면 멤브레인으로 협측부위를 꼭 덮어주는 게 좋을까요? 아니면 멤브레인 없이 콜라겐함유 bone만 사용해도 될까요? — 쟤시켜 알바 님

연조직이 intact한 경우라면 굳이 판막을 열지 않고 있으며 협측으로 콜라겐 막을 넣는 것도 하지 않습니다. 콜라겐이 섞여 있는 골을 사용하고 있기 때문에 충분히 골이식재의 형태를 잡아줄 수 있기 때문입니다. 상부에 Collagen Graft를 피개하고 Hidden X 수처로 마무리하시면 되겠습니다. 콜라 플러그 등은 기계적 물성이 약하여 오픈 힐링 시 조기 탈락이나 흡수가 발생할 수 있으니 주의해서 사용하시는 것이 좋겠습니다.

Q13

데브리먼트를 어느 정도 어떤 느낌으로 해야 되는지요? — 짱구는 목말러 님

먼저 15번 블레이드를 이용해서 발치와 입구를 한 바퀴 돌면서 내부로 함입된 연조직을 절개합니다. 이후 몰트 큐렛이나 P24G, Prichard elevator 등 밥주걱 형태로 된 어떤 기구로든지 발치와 하방을 공략하시어 아래에서 위로 연조직을 긁어 올리시면 연조직이 하나의 덩어리로 깔끔하게 떨어집니다. 이렇게만 연조직을 제거하시면 별도의 debridement는 더 많이 안 하셔도 될 것 같습니다.

Q14

iGBR 너무 좋고 훌륭한 술식 같습니다. Generalized periodontitis로 인한 1 wall 또는 2 wall defect에서도 좋은 결과를 보셨는지요? 어떤 재료를 선호하시는지요?　 — 추적 60인분 님

감사합니다. Defect가 좋지 않은 경우라도 연조직이 pouch 역할을 하며 이식재를 잡아줄 수 있기 때문에 발치 직후의 치유 시간을 놓치는 것보다는 iGBR을 하는 것이 훨씬 좋은 재생 결과를 보장한다고 생각하고 있습니다. 1 wall, 2 wall, zero wall 등 정말 다양한 경우에서 많은 임상 증례를 통해 보여드린 것처럼 좋은 결과들을 얻고 있습니다. 제가 추천하는 재료는 LPG라 하여 Lego Graft (푸르고 제품), PDRN, Better Graft (덴티움 제조, 알파베러 판매)로 통일하여 사용하고 있습니다.

Q15

골경화가 심하여 골에서 출혈이 거의 없는 경우, iGBR 시 추가 시술 또는 주의사항은 무엇인지 문의드립니다.　 — 태조 샷건 님

출혈이 하나도 없는 경우는 없으실 테고 어느 정도의 출혈이 있지 않을까요? 그렇다면 저는 큰 부가 술식 없이 iGBR을 하겠습니다. 술식은 단순하고 정직할수록 좋다고 생각합니다. 부가적으로 인위적인 조작이 많이 들어갈수록 치유는 부자연스러워질 것 같습니다. 발치와만큼 잘 아무는 형태의 wound가 또 없기 때문에 큰 걱정 없이 진행할 것 같습니다. 물론 아무리 기다려도 피가 올라오지 않는 분들이 계시기는 합니다. 운이 좋지 않으면 감염이나 골괴사 등이 시작될 수 있기에 조심해서 진행해야겠습니다.

Q16

안녕하십니까, 교수님! 강의 내용 중 궁금한 부분이 있어 문의드립니다. PDRN 적용 시 기존 수술 부위 injection하는 것에서 골 이식재 + membrane soaking한 것으로 적용방법을 바꾸셨다고 하셨는데 혹시 특별한 이유가 있으셨는지, 그리고 임상 결과 측면에서도 다른 부분이 있었는지 궁금합니다. 감사합니다!　 — 현모양초 님

감사합니다. Injection보다는 soaking이 골 심부까지 도달할 수 있는 효과가 클 것이라 생각이 되어서입니다만 그 결과를 비교 연구한 내용이 없기 때문에 이것은 임상가들의 판단에 의하는 것이 좋을 것 같습니다. 제가 injection을 한 부위의 조직 채득 결과 골 상부에서 신생골이 좀 더 많이 발생한 것으로 관찰되어 injection보다는 soaking이 좀 더 효과가 있지 않을까 생각하고 있습니다. 다만 이것은 controlled된 환경에서 정확히 결과를 비교하는 RCT 무작위 임상 대조 연구가 아니고서는 정확한 효능을 알기가 어렵겠습니다.

부록 2. iGBR의 최초 논문

2023년 iGBR이라는 이름으로 세계 최초의 iGBR 논문을 출판했습니다. iGBR이 처음으로 활자화가 된 영광스러운 순간이었습니다. 대한치과의사협회지 2023년 61권 9호에 보시면 PDF 파일이 올라가 있습니다.

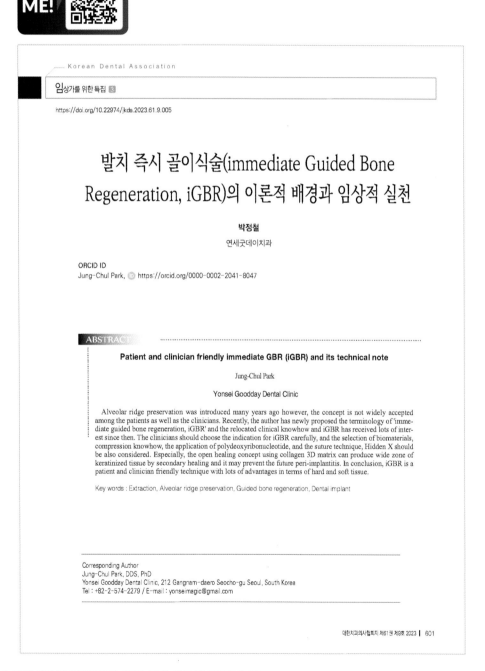

Korean Dental Association

임상가를 위한특집 3

https://doi.org/10.22974/jkda.2023.61.9.005

발치 즉시 골이식술(immediate Guided Bone Regeneration, iGBR)의 이론적 배경과 임상적 실천

박정철

연세굿데이치과

ORCID ID
Jung-Chul Park, ⓘ https://orcid.org/0000-0002-2041-8047

ABSTRACT

Patient and clinician friendly immediate GBR (iGBR) and its technical note

Jung-Chul Park

Yonsei Goodday Dental Clinic

Alveolar ridge preservation was introduced many years ago however, the concept is not widely accepted among the patients as well as the clinicians. Recently, the author has newly proposed the terminology of 'immediate guided bone regeneration, iGBR' and the relocated clinical knowhow and iGBR has received lots of interest since then. The clinicians should choose the indication for iGBR carefully, and the selection of biomaterials, compression knowhow, the application of polydeoxyribonucleotide, and the suture technique, Hidden X should be also considered. Especially, the open healing concept using collagen 3D matrix can produce wide zone of keratinized tissue by secondary healing and it may prevent the future peri-implantitis. In conclusion, iGBR is a patient and clinician friendly technique with lots of advantages in terms of hard and soft tissue.

Key words : Extraction, Alveolar ridge preservation, Guided bone regeneration, Dental implant

Corresponding Author
Jung-Chul Park, DDS, PhD
Yonsei Goodday Dental Clinic, 212 Gangnam-daero Seocho-gu Seoul, South Korea
Tel : +82-2-574-2279 / E-mail : yonseimagic@gmail.com

대한치과의사협회지 제61권 제9호 2023 | 601

▶️ **12-1** 대한치과의사협회지에 실린 세계 최초의 iGBR 논문

부록 3. iGBR 후 환자용 주의사항

1) 골 이식재를 많이 충전했기 때문에 일부 빠져나오는 것이 있을 수 있습니다. 절대 겁내지 마세요. 한두 알 빠져나오면 그냥 뱉어내시면 됩니다. 좀 많은 양이 나오는 경우도 있습니다만 역시 워낙 많이 넣어두었기에 골재생에는 전혀 문제가 없으니 걱정하지 마세요.

2) 뼈를 넣고 그 위에 콜라겐 막을 얹어두었습니다. 이건 잇몸살을 만들기 위한 것이고 전문용어로 오픈 힐링이라는 방식으로 치유시키는 거라 입안에 노출되어 보이는 것이 정상입니다. 치유 기간 중 하얗게 또는 노랗게 보일 수 있는데 절대 걱정하지 마세요. 잘 아물고 있는 겁니다. 중요한 건 절대 건드리지 말라는 거예요. 혀, 손가락, 음식, 칫솔 그 어느 것도 닿으면 안 되고 물양치조차도 너무 격렬하게 하시면 안 됩니다. 2주만 기다리시면 핑크색 잇몸으로 잘 아물 거예요.

3) 잠이 부족한 경우 상처를 보면 바로 알 수 있어요. 그만큼 오픈 힐링은 수면 시간을 그대로 보여준답니다. 잠이 불규칙한 분들과 수면 시간 자체가 적으신 분들은 확실히 치유가 느려요. 실밥을 10일 뒤에 뺄 때 보면 잠을 잘 잔 분들은 이를테면 서울에서 부산까지 갔는데, 잠이 부족한 분들은 대부분 대전 정도밖에 못 왔어요. 물론 결국은 부산까지 가기는 할 건데 그 과정에 감염도 생기고 뼈도 주저앉기도 하죠. 그러니 잠을 충분히 잘 주무시는 것이 매우 중요하답니다.

4) 옛날이야기 중에 뒤를 돌아보면 돌기둥이 된다는 그 이야기 아시죠? 그랬는데 결국 돌아봐서 돌이 되잖아요. 수술 부위도 마찬가지예요. 절대 만지거나 자극을 주면 안 됩니다. 재료가 빠져나오거나 다시 출혈이 시작돼요. 그런데 결국 그러는 분들이 계십니다. 절대로 물리적인 힘이 가해지지 않도록 주의해 주세요. 손가락, 혀, 칫솔, 음식 그 어느 것으로도 힘이 가해지면 안 되고, 저희가 드린 소독약물이 있는데 그걸로 가글 하실 때조차 격렬하게 하시면 안 됩니다. 거의 머금고 있는 정도로 약하게 가글 해주세요.

5) 수술은 저의 몫입니다. 하지만 아물어 오는 것은 이제 환자분의 몫이에요. 좋은 임플란트를 잘 심을 수 있도록 부디 잘 아물어 오세요. 비타민 D를 드시는 것은 뼈를 만드는 데 아주 중요한 요소입니다. 데스크에 처방해 둘 테니 가시는 길에 구입해서 드셔주세요.

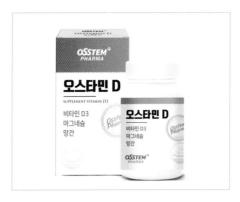

▶️ 12-2 필자가 처방하고 있는 오스타민.

부록 4. 체크리스트

iGBR, 과연 다 이해했을까? 아래 내용들을 이해했다면 여러분은 iGBR의 핵심을 간파한 것이다!

☑ iGBR 증례 선택 노하우

- 감염에 대한 두려움 없이 염증성 부위에도 진행한다.
- 골파괴가 심하면 심할수록 더더욱 해야겠다는 생각을 한다.
- 골이 부족한 부분뿐 아니라 각화치은 개선이 필요한 부분에도 적용한다.
- 신경과의 거리가 가깝거나 1차 고정 얻기가 까다로울수록 적용한다.

☑ iGBR을 위한 발치 시 주의사항

- 최대한 쉽게 발치하려 노력한다.
- 포셉 발치가 어렵다면 치아 분할이나 골 디칭(ditching)을 바로 시행한다.

☑ 발치와 염증의 제거 노하우

- 잔존 치근이나 우식으로 인한 조각들이 남지 않도록 irrigation을 잘한다.
- 15번 블레이드를 이용해서 최대한 한 번에 발치와 내를 한 바퀴 돌려 염증을 제거한다.
- 최대한 제거하되 신경에 가깝거나 상악동 천공이 두려운 경우 일부는 남겨두어도 무방하다.

☑ 골이식재 선택

- 콜라겐화된 골이식재를 추천한다.
- 한 덩어리로 쓰는 것이 아니라 잘라서 트리밍하여 쓴다.
- PDRN에 완전히 적셔서 사용한다.

☑ 충전 방법

- 치근단 부위는 알아서 골이 잘 생기는 부위이니 너무 하단부터 다져 넣을 필요는 없다.
- 중간 높이 이상부터 30 N의 힘으로 다져 넣는다.
- 발치와의 잔존골 레벨에 맞게 충전하되 살짝 더 높게 쌓을 수 있도록 숙련도를 높이자.
- Better Graft는 발치와보다 살짝 작게 트리밍하자.

✅ 봉합 테크닉

- X 수처는 직관적이고 쉽기는 하지만 협설측으로 눌러버리는 힘이 발생하여 쓰지 않는다.
- Hidden X 수처는 가장 이상적인 오픈 힐링 iGBR용 수처이다.
- 협설측 붕괴를 막는 넓은 Hidden X와 멤브레인의 탈락을 막는 것이 주인 좁은 Hidden X, 두 가지가 존재한다.
- 발사는 되도록 10일–14일 사이가 좋고 7일 차에 하는 경우에는 환자의 협조가 매우 중요하다.

✅ 술후 주의사항

- 이식재가 빠져나올 수 있음을 미리 설명하자.
- 콜라겐을 의도적으로 노출시킨 것임을 미리 설명하자.
- 초기에 압박지혈을 잘해서 지혈을 잘하도록 설명하자.
- 절대 치유 기간 중에 기계적 힘이 가해지지 않도록 주의하자.

✅ 술후 식립 노하우

- iGBR 부위는 3개월 후에도 여전히 약한 뼈이니 항상 언더 사이즈 드릴링을 하자.
- 최대한 노력해서 iGBR 하방 잔존골 1 mm 이상을 engage하자.
- 보철물은 2.5개월 뒤에 시작하되 불안할 땐 PMMA 임시치아로 점진적 로딩을 하자.